# ジョアン・アシュレイのフェミニスト看護論

## 病院・パターナリズム・看護師の役割

## Hospitals, Paternalism, and the Role of the Nurse

ジョアン・アシュレイ 著 Jo Ann Ashley
中木高夫 訳 Nakaki Takao

看護の科学新社

本書には正確な薬の適応症，副作用，投薬スケジュールが記載されていますが，それらは変更される可能性があります。読者のみなさんは，記載されている薬の製造元のパッケージ情報データを確認することを強くお勧めします。著者，または編集者，出版社，販売業者は，本書の情報の適用による誤りや脱落，結果について一切の責任を負わず，出版物の内容に関して明示的または黙示的な保証を一切行いません。著者および編集者，出版社，販売業者は，本書に起因する人や財産へのいかなる傷害や損害についても一切の責任を負いません。

This is a translation of Hospitals, Paternalism, and the Role of the Nurse.

Published by arrangement with Wolters Kluwer Health Inc., USA, through Japan UNI Agency, Inc., Tokyo

# ウィルマ・スコット・ハイドによるまえがき

あなたがこれから読むこの本は、「性差別はあなたの健康にとって危険である」と表題をつけることもできます。権力は堕落し、さらに絶対的な権力は必ず腐敗するといわれています。これに対する当然の結果として、無力さもまた誠実さをむしばみ、人間の成長を阻害することによって堕落します。この本のなかで、ジョアン・アシュレイは、医学、ヘルスケア、そして病院管理の分野において多くの男性がどのように看護師たちを無力にし、ケアリング専門職としての看護の成長を阻害したかについての彼女の説明を提示しています。この本は、長年待ち望まれていた画期的な本として、最終的に受けいれられるでしょう。これは、この国におけるヘルスケアの質を心配するあらゆる看護師、あらゆるヘルスケア実践家、そしてあらゆる市民のための本です。

アシュレイは、女性たちによって、すなわち、本質的に徒弟制度で年季奉公する召使いとして働いていた女性たちによって実際に提供された看護ケアを提示するために、アメリカの病院が男性たちの手によって、どのように設立されたかということを立証しています。男性の医師たちや病院の管理者たちは、アシュレイが詳細に述べているように、他の人たちの管理、利益、そして男性の特権で、頭のなかが一杯になっていました。女性の看護師たちは、業務、健康教育、そして学生と患者の福祉――医師たちによってしばしばやる気を失わさせられる重要な機能――のために尽力しました。

ここで私が提案したいことは、アシュレイによって立証された性差別（セクシズム）を是正するためのいくつかの健康的な行動と、それによる現代の不健康な結果と徴候です。私の見解では、これを行うためには、フェミニスト教育が看護研究・看護実践・看護研究の中心にならなければなりません。従来、性差別は、ヘルスケア実践家の人間性を人為的に制限するとともに、歪めてきましたが、ヘルスケアと病院はパターナリズムと権威主義によって特徴づけられる軍隊志向と宗教志向の影響を受けてきました。この組み合わせは内部改革のためのあらゆる機会を妨げてきました。私が子どもの頃に学んだ聖書の教えは、奴隷たちを親切に扱うように訓告していましたが、制度としての奴隷制の非人道性に異議を唱えることはありませんでした。これが、問題の症状を改善するために計画された改革と、問題の基本的な原因を対象とする根本的なアプローチとのあいだの基本的な違いです。大部分の看護師は改革に熱心に取り組んできましたが、フェミニストは本質的に急進的です。したがって、多くの看護師がフェミニストの視点で自分たちの職業のなかにある問題を見るようになるということは、非常に理にかなった発展であるとみなされるべきです。

第6章で、アシュレイは米国看護師協会と米国看護連盟の起源を考察しています。彼女たちの分割統治のアプローチとその結果は、これら二つの主だった看護の協会がヘルスケアのなかで最小の専門性を求めるという互いの競争でした。変化するための本当の力は、看護の歴史的に、依存についての悲劇的なドラマと淑女にふさわしい無力の巧妙さを超えたところに存在します。最近までほとんどの看護リーダーが、フェミニストの責務と看護師としてのその可能性を特定できない、特定したくないことの両方、またはそのどちらか一方であったことは理解できますが、しかし、いまとなっては受けいれられません。看護師は、改革、業務、他の人たちの福祉に対して素晴らしい人生を捧げ、そして、私たちはこれ以上、もはや偽りの謙虚さや自分たちの搾取に対応する余裕がありません。

看護師はこの国で二番目に大きな専門職集団を構成しています。看護はヘルスケア実践家のなかで最大の職業です。看護師は、その数の強さのために先駆者となる可能性があり、公立学校の教育と同じように、ヘルスケアを私たちの社会における基本的権利にしています。

フェミニスト主導の「女性たちの健康運動」は、経済的側面と認知的側面の両面を備えた標準的なヘルスケアに対する急進的な批判を代表しています。これらのフェミニストは、ヘルスケアが人びとを関係づける現象であり、そのため実存的な洞察がその適切な機能に不可欠であることを認識しています。これらのフェミニストの視点は、すべての社会の男性、女性、そして子どもにヘルスケアをわかりやすく説明する手段を提供しています。看護師は女性の健康運動が「何がヘルスケアを構成するのか?」「誰が何をどれだけ手に入れるのか?」「どのような費用で、誰の管理下にあるのか?」と尋ねるのと同じ疑問を投げかけはじめています。看護師のなかには、ヘルスケアがどうあるべきか、そして現在ヘルスケアを支配している階級的な関係と競争力がなければ、どれほどヘルスケアがよくなるかということについてのモデルを計画している人たちがいます。

看護師は、もはやヘルスケア職を埋める人たちの性別に依存しないように、ヘルスケア職における雇用機会と金銭的報酬の両方の平等化を支援することを、自分たち自身の指導者と米国医師会に対して呼びかけるべきです。一九七一年に、米国看護師協会は、男女平等米国憲法修正条項(訳者註:性別・年齢・人種などによって権利の平等が侵害されないことを求めた憲法修正条項のことで、一九二三年に議会に提案され、一九七二年になって両院を通過したが、批准した州の数が足りないことから不成立となった）に対する長年の反対をくつがえし、それ以来、その批准のための効果的な擁護者になりました。

一九七四年のはじめに、米国看護師協会と米国医師会の全米ジョイント・プラクティス審議会は、ヘルスケアに対するフェミニストの見解の発表に少なくとも耳を傾けることだけはしました。提示された勧告は、全米ジョイント・プラクティス審議会が看護師と医師の法的な補完性を確立することに向けての運動を開始するという提案が含まれていました。現在の支配的な状況は、事実上、看護師が医師の指導のもとにある隷属的な職業として実践する免許を与えられていることです。免許法のこの解釈は、看護師の有効性を妨げ、多くの実践の場の現実を無視しています。この審議会は、また、病院の内外で誰が何をするかということを決定するうえでジェンダーを考慮に入れることをやめるように、他のヘルスケア職に勧奨することが求められました。さらに、この審議会は、女性の健康と「ナース・パワー」運動の目的と関心事を認めるように勧奨しました。米国看護師協会と米国医師会がこれらの勧告を堅持すれば、この国におけるヘルスケアの提供は間違いなく改善されることでしょう。

現在、これらの目標のいくつかに向けて取り組んでいる看護活動家の二つのグループがあります。米国看護師協会は、ワシントンＤＣに本部を置く協会独自の「政治行動のための看護師連合」を設立し、全米女性同盟（National Organization for Women, NOW）の作業部会である「ナースＮＯＷ」は全国に支部を設立しています。これらの組織が成功すると、おそらくアメリカ国民は、アシュレイがこの本のなかで悲しげに観察しているように、もはや「靴をはいた自分たちの看護師が行えることによってよりも、中国の裸足の医者（訳者註：一九六〇年代から一九八〇年代にかけて、中華人民共和国の農村において、最小限の医学と救急医療の基本的知識と技術の訓練を受けて、〈医者〉として働いた農民のこと。赤脚医生）の概念によって、より容易に興奮する」ことはなくなるでしょう。制度化された抑圧にもかかわらず、看護師がそれほど多くのことをしていないというわけではなく、確実に認められなければならないのは、看護師は多くのことを成し遂げてきたということです。私たちが職務記述書から「男性の仕事／女性の仕事」という障害を取り除き、年齢・人種・階級といった他のステレオタイプのカテゴリーがもたらす人間性を奪うような影響を認識するのにつれて、私たちは自己尊重と他者への愛に基づく、ヘルスケア提供を含む、人道主義的な制度をつくりだすことができます。フェミニストの看護師は、愛のパワーがパワーの愛を超えるような世界をつくりだすために、他のヘルスケア実践家を招待し、歓迎しています。

ウィルマ・スコット・ハイド

トレインド・ナース《訓練された看護師》であり、全米女性同盟の元会長

# 著者によるまえがき

アメリカ合衆国（以下、アメリカ）における〈看護の発展についての研究〉は、圧倒されるような進歩の障害と欠如、そして差別と搾取についての研究である。看護・医療・病院についての研究に対する歴史的アプローチは、アメリカのヘルスケアシステムにおける現在の問題のよりよい理解に貢献できる。これらの問題の起源を認識することは、最終的には、それらのより公平な解決策、すなわち、患者のニーズと、それらのニーズを効果的に満たすうえでの専門的な看護の参加へと導くことがある。ヘルスケアを改善しようと試みた女性たち、すなわち看護師たちが直面した困難が公的に認識されることで、どのようにしてパターナリズムが、道徳的に弁解の余地がなく、社会的に損害をもたらし、深刻かつ組織的な不正を女性たちにもたらしてきたかということについての理解が深まる可能性がある。

危機の本質は人によって意見が異なるが、ヘルスケアにおける国家的危機が存在していることに多くの人が同意している。ホスピタルケアの非人間化と没個別化に対する一般市民の大きな関心から、この危機は疑いようもなく人間の危機である。医療におけるパターナリズムのシステムが長いあいだ支配的でなかったならば、国民はこの危機に直面しなかったかもしれない。病気や健康状態の悪化に影響を与える社会的条件——衛生、栄養、健康に関する文化的態度、予防医学——は、すべて、女性たちの専門的な関心と活動の範囲内にある。ヘルスケアを再び人間らしいものにし、入院患者に提供されるケアのクオリティを改善するための看護師たちの努力がより注目され、支援されなければ、国民健康保険制度でさえ危機、無駄、あるいは低いクオリティを反映した基準を取り除くことはできないだろう。

健康分野で最大の実践家集団、すなわち看護師の有用性をずっと妨げてきた制約的影響についての一般市民の認識は、私たちの病院のシステムを改革するためのあらゆる努力において必要なステップである。この国の病院における女性への抑圧は、歴史的事件や合理的——道徳的・社会的・経済的——正当化に基づく必然ではない。アメリカの病院における女性の隷属とこれらの施設における若い女性の経済的有用性は、女性という性に対する偏見の結果であった。女性についての神話的概念とそれに伴う社会的に誤った概念は、彼女たちの隷属を支え、看護師を医師に隷属させ続け、ヘルスケアの分野における彼女たちの潜在的な貢献の十分な発展を妨げた。

本研究は、歴史的な観点から病院の場における徒弟制度とパターナリズムを探究する最初のものである。ヘルスケアにおける発展と問題の全体像が正確に評価されるためには、さらに多くの歴史的研究が必要とされる。具体的には、二十世紀のあいだに看護と医学の両方の成長に影響を与えた、この国を中心とする社会の政治的・経済的・社会的勢力をさらに探究する必要がある。ヘルスケアにおける男性と女性の役割に関する神話的概念の硬直性と柔軟性の欠如、そしてその結果として生じるコミュニティのメンバーの反応も精査が必要である。

女性に対する差別的な態度を調査したこの研究が、看護師と一般市民の両方に、なぜ看護師が病院運営に影響をそれほど与えなかったのかということについての説明を提供できることが私の希望である。その大部分は見過ごされ、調査されていないが、看護職への体系的な抑圧は、全国のヘルスケアのクオリティと提供に広範囲にわたる影響を与えてきた。この国の病院における男性優位の影響に関するこの調査が、女性たちの才能の不必要な浪費による質の高いケアの提供を妨げる障壁のいくつかを打ち壊すことが期待される。患者のために、個別化され人間化されたケアを提供するには、病人をケアする人たち、とりわけ看護師や医師が、人間の観点からもより現実的にみられることを必要とする。

# 謝辞

原稿が博士論文から生まれたアイデアに基づくとき、出版されたバージョンを完成させるプロセスには、お名前をあげるには多すぎる数の人たちに参加していただいています。この研究のオリジナルは、コロンビア大学ティーチャーズ・カレッジで研究された「看護学校の病院スポンサーシップ――アメリカの看護教育に対する徒弟制度とパターナリズムの影響、一八九三-一九四八」と題する私の博士論文のなかで報告されました。オリジナルの研究が完成されて以来、それは多くの改訂を経たために、最終版に含まれる解釈に対して論文審査委員会は一切の責任がありません。しかし、それでもなお、オリジナル研究を共同提案されたミルドレッド・L・モンタ－ク教授とフレデリック・D・カーシュナー・ジュニア教授に心からの感謝を捧げたいと思います。

また、ノーザン・イリノイ大学の同僚や大学院生、そして個人的な不確かさの瞬間に、多くは知らず知らずのうちにこっそりと支えてくれた私の家族にも感謝します。心を開いて、熱意を持って、この原稿に接してくれた私の編集者には、おそらく永遠に恩義があります。他の何人かの人たちにこの原稿を読んでいただきました。特に、テレサ・E・クリスティ、ルイス・フィッツパトリック、マーガレット・ニューマン、フィリス・キャンベル、シェリル・ステトラー、そしてマリー・カルソンがくださった有用なコメントに感謝します。最後に、ティーチャーズ・カレッジの看護教育学部、その学部長であるエリザベス・M・マロニー、そしてマリー・シーダー教授に対して謝辞を表します。

出版のために博士論文を改訂することについて多くの知識を学び、私は、著者として、この手の作品の限界と欠陥に対する責任を負うことにひとりで立ち向かいます。

ジョアン・アシュレイ
Jo Ann Ashley

## 目次

# 第1章　学校としての病院

アメリカ合衆国の病院は、もともと、病気や依存症のときに自分で自分の面倒をみることができなかった貧しい病気の人たちに対するケアを提供するために、公共心にあふれる個人を動機づける慈善本能のあらわれとして発展した。これらの民間人は、貧しい病気の人びとを養うための公的機関にだけ目を向けるのではなく、むしろ、より貧しい労働者階級の市民が健康を取り戻し、それによって自分たちとコミュニティに有益な存在であり続けるための手段を考案しようと乗りだした。なぜなら、当時存在していた救貧院は、貧窮し、孤立無援な人たちを入所させていたが、これらの施設にはスティグマ――人びとは、ケアや治療のためではなく、食べ物と避難所を得るために、あるいは死ぬためにそこに入る――が刻印されていた。

一七五〇年頃、フィラデルフィアの医師であったトーマス・ボンド（Thomas Bond）が、病人の治療と治癒だけを目的とした施設を設立するというアイデアを思いついた。ボンドは、ベンジャミン・フランクリン（Benjamin Franklin, アメリ建国の父のひとり）に相談し、フランクリンはアメリカで最初の病院を設立するための請願書を起草し、一七五一年、ペンシルベニア州議会にそれが提出された。彼の請願書は、アメリカ人にとって「新しい種類の」施設の創設を提案していた。彼は、ペンシルベニアですでに確立されていた救貧システムを称賛する一方で、家を保有しているが、病気のときに看護ケアと治療を得る手段がない人びとのために、何か別のものが必要とされることを示唆した。要するに、このような注目を受けるに値する人びとは、社会の役に立つ構成員としての自分たちの役割を取り戻すための支援を必要としていると考えられた。病院の目的と救貧院の目的とが区別され、救貧院は病気からの回復にはふさわしくない場所とみなされた[1]。

アメリカで最初の病院は、当時、個人の寄付と有料の患者によって支えられている半官半民の企業であった。設立当初、ペンシルベニア病院はわずかの収入しかなかった。それにもかかわらず、この施設は支払いができない人びとを受けいれていたが、最も初期の収入源のひとつは、必要に迫られ、ケアのための治療費を支払うことができ、請求されていた患者からのものであった。誠実な慈善衝動の結果にもかかわらず、この病院の実際の設立と運営は、ベンジャミン・フランクリンに勝《まさ》るとも劣らない企業意識の影響を受けた。この慈善動機は、労働倫理と結びついて、貧しい人びとを社会的に有用な存在に戻すという社会経済の考えかたにつながり、病院の発展に影響を与える重要な要因であった。

ペンシルベニア州で最初の病院が設立されてから六十年後、ニューイングランドで最初の病院であるマサチューセッツ・ジェネラル・ホスピタル（Massachusetts General Hospital, MGH）が設立されたが、長い時間が経過しているにもかかわらず、その目標は驚くほど似かよっていた。一八一〇年、二人の医師、ジェイムズ・ジャクソン（James Jackson）とジョン・C・ウォーレン（John C. Warren）は、ボストンとその周辺の「裕福で影響力のある市民」に手紙を送付した。彼らは、マサチューセッツ州が貧しい人びとに、医師の監督下で「親切で巧みな」看護ケアを受けるチャンスを提供するために、病院を必要としていると記した。貧しい人びととは、彼らの定義によると、「善良で勤勉な習慣をもっているが、病気に罹患し、（中略）この厄災《やくさい》に備える時間がなかった」人びとであった[2]。繰り返しになるが、その目的は、社会の貧しい人びとが病気の際に公的な慈善団体に依存するようになることを防ぐために看護ケアを提供することであった。これらの人びとを、予防的な方法で、なんとかして救貧院に入らなくてもすむことができれば、社会はより多くの利益を得るようになるだろう。

ボンド、フランクリン、ジャクソン、そしてウォーレンがこれらの病院を設立する際に表明した態度は、アメリカの社会の労働に対する価値観を反映している。彼らの提案は、個人主義の傾向が社会的な思考を支配していたこの国において、慈善が新しい意味を持つようになることを示唆している。これらの病院の目的は、人びとが自分たちの生産性を取り戻せるように助けることであった。すなわち、貧困と依存を支えるためではなく、可能であれば予防的な方法によってそれを緩和するためである。この点において、ケアは投資に似ていないことはない。すなわち、雇用可能で、再度収入を得ることができたこれらの人びとは、自分自身を支えることができない、あまり幸福でない人びとよりもリスクが高いと考えられた。

そのため病院は、一般に、人びとのこころのなかで慈善活動に関連づけられてきたが、その言葉の厳密な意味で慈善施設では決してなかった。救貧院は純粋な慈善活動の一形態であったが、病院はそうではなかった。市・州・国の財政に支えられた公立病院と民間からの寄付や慈善的な寄付、または宗教団体によって支えられた私立病院の両方、そして純粋に商業的な動機から設立された一部の病院でさえ、いつも有料の患者と無料の患者の両方を受けいれてきた。公的病院はもちろん支払い能力のない貧しい人びとをより多く迎えいれていた。私立病院もそうした人びとを受けいれていたが、その数は最小限に抑えていた。病院が常に有料の患者を探し求めて受けいれてきたという事実にもかかわらず、「慈善」施設としての公的なイメージを維持するために多くの努力が注がれてきた。病院の評判と名声は、最近まで「慈善を行うという神秘感」を維持するためになんとかやりくりしてきた経営者の大きな関心事であった。

複数のベッドを有する病棟および個室または準個室からなるシステムは、有料患者と無料患者――慈善症例と非慈善症例――との初期の区別から生じた。患者の経済状態は、依然として病室の割りあてを決定する。商業的なナーシングホームが高齢者のための救貧院に置きかわったために、商業的な考えかたが、長い年月をかけて、病院における慈善的動機に取って代わってきた。

病院ケアは一大産業である。医師と病院管理者は当初から、これらの施設が貧しい人びとの無料ケアに関連している限り、社会という、より大きなものは病院の事業から利益を得ることができないと主張してきた。その後、彼らは、病院システムの経済的改革と行政的改革を主張するときに、改善をもたらすうえでの必須条件は、すべての政治的な支配から病院を厳密に分離することであると主張した。一方で、この見解は、公的事業であれ、私的事業であれ、個人の進取的精神に対する継続的な信頼のあらわれであった。もう一方で、このことは専門的報酬と金銭的報酬の両方を提供する診療センターとしての病院に対する医師の関心のたかまりを示していた。

二十世紀への変わり目において、週に二施設から三施設の割合でこの国に新しい病院が設立され、これらの施設を誰が管理すべきかという問題が、当時の病院最高経営責任者(hospital superintendents)の大部分の会議を占めていた。医師は大部分の新しい病院の設立に責任があり、多くが公立病院、または私立病院への政府による干渉に断固として反対した。一九〇二年に開催された病院管理者の全国大会で、公立病院についての以下の警告を発することによって、ある医師が彼の同僚の態度を要約した。すなわち、「そうした病院は、治療費を支払うことが可能な無料治療の人たちでいっぱいになるであろう。納税者の負担は重くなり、医学専門職はその正当な実践の大部分を奪われ、貧困化システムが人びとのあいだで確立されるだろう」[3]。彼の仲間に支持された彼の結論は、「政治と医療は決してうまく混じり合うことはなかったし、これからもありえない」ことから、病院の最善の利益は公平な管理によってのみ保証されるということであった[4]。

この問題は、ある程度まで、医学の実践から生みだされる多額の金が存在するという医師たちの認識に影響された。彼らは、堅実な企業として、病院に特に興味を持っていた。民間からの寄付施設であるニューヨークの病院の主任管理者は、一九〇三年の大会で彼の同僚たちに次のようにアドバイスした。すなわち、「商取引の原則に基づいて病院業務を遂行できるかどうかという問題は興味深く、病院管理者たちの注目を十分に集めるかもしれないものである」[5]。この商業志向の態度の結果として、有料の患者からの収入を減少させる無料ケアを提供するための費用が特に心配された。

同年、個人開業において、ビジネスラインに沿って考えるという医師たちの傾向が米国医師会誌（*Journal of the American Medical Association*, JAMA）の社説によって奨励された。

もう少し商業主義的で、もう少し医学政治家精神があって、もう少しの唯物論的側面に対する注意があれば、場違いでなく、科学的および教育的側面を損なうのではなく、むしろそれに追加するものである[6]。

その時点で医師たちは医療実践を「ビジネス」と「職業」の両方とみなすことを絶えず求められていた。この発展は病院に大きな影響をもたらした。まず第一に、医師の考えかたが重要であったのは、医師の多くが病院管理者であり、病院最高経営責任者協会（Society of Hospital Superintendents、一九〇八年に米国病院協会〔American Hospital Association〕となった）の会員であったからである。管理職の立場から、医師は病院の方針を決定した。第二に、大部分の医師は最終的になんらかのかたちで病院を用いるようになり、同時にこれらの施設の運営に責任を負わない独立起業家として自分たちの実践を維持した。

病院における医学専門職に関する関心のたかまりは、病院当局に、自分たちの問題を、人道主義的な立場からよりも、ビジネスの効率性の立場から見るように推奨した。病院システムは常に人道的な関心事であったが、「こんにち、そのことは経済的な問題になりつつある」というある医師の意見は典型的なものである[7]。有料患者による病院の利用の増加と、ビジネスとしての医療における医学専門職に対する関心のたかまりにつれて、経済的配慮が支配的となり、今世紀を通してその状態が続いている。

病院を設立するために成功した個人の努力と民間企業の美徳における信念は、これらの施設の私的管理が政府の関与よりも好ましいという考えの一般の人びとの受けいれにつながった。何年ものあいだ、病院は政府機関からのあらゆる財政支援に大きく依存することを避けてきた。政府資金に伴う官僚による支配に対する経営者の恐怖にもかかわらず、私立病院でさえ公的な資金からの部分的支援を最終的には受けいれなければならなかった。たとえば、一九〇九年までに私立病院に対する公的支援が、少なくとも三五州で利用可能であった[8]。そして、大恐慌（訳者註：一九三〇年代にアメリカを皮切りに世界的に起こった深刻な経済恐慌のこと）までに、この支援を受けいれる病院の数は大きく増加した。多くは厳密に私的な運営であったが、それらは州の給付の延長を提供する施設とみなされ、公的資金が与えられるだけでなく、さまざまな種類の税控除の資格もあった。

一九〇〇年から一九一〇年までのたった十年間で、一、六五一の新しい病院が設立された[9]。潜在的に儲《もう》かるビジネスとしての病院というものに対する高いレベルの関心は、この前例のない成長率の上昇を生みだした。これらの病院の大部分は私立であり、間違いなく利益を生みだす、医師によって運営される民間組織である。すなわち、「ひとりかふたりの外科医が、二十床前後の小さな病院を組織し、（中略）純粋に収益を生みだすベンチャービジネスとして、（中略）（これらの私立病院は）太平洋岸のいくつかの都市で最高潮に達し、他のビジネスと同じように運営されている」[10]。医師たちは、全国の大小のコミュニティで彼らに与えられた敬意を、自分たちにとって有利になるように活用することを学んだ。

これらの小さな病院の多くは専門病院であり、結核・精神疾患・子どもと女性の病気などの特定の状態のケアに業務を限定していた。それらは総合病院ではなかった。看護がこれらの病院によって提供される主な業務であったために、収入が得られたのは看護業務を販売することであった。早くも一八九七年には、これらの小さく専門的な病院が病院の内外の患者に対する看護業務の販売から得た多額の金銭について、看護の協会は懸念していた。病院はプライベート・デューティ看護（訳者註：個人と雇用契約を結んで専従する看護）によって生みだされる収入を維持していたために、看護師はそのようなベンチャービジネスにおいて得られた利益に貢献する主要な「財政面で恩恵を施す人」であった。看護師の業務を売ることからの収入がなければ、これほど多くの小さな病院が設立され、あるいはビジネスを続けていけたかどうかは疑わしい。医学は、提供する多くの業務、特に病院の病棟での業務を提供するところまでにはほとんど発展していなかったが、看護は発展していた。

初期の指導者の信念と価値観が病院の発展を形づくった。医師であり著作家であるチャールズ・フィリップ・エマソン（Charles Phillips Emerson）は一九一一年に以下のように記した。

アメリカでは、貧困と病院とのあいだで大衆が考えていることにこれほど強い関連性はほとんどないし、これまでもなかった。そのことは、特定の病院や他の病院の特定の病棟の場合に存在していたが、この関連は一般的な病院では真実ではない。この国において、病院は病気の治療のための施設と認識され、それらは億万長者や貧困者にふさわしい便宜を提供すると想定される。病院は、病人にとって、その家がどんなに豊かであったとしても、自宅よりもよい場所である、またはそうあるべきであるという信念がたかまっているが、その結果、私立病院と寄付病院はますます増え続け、さらに多様な需要に対応する育成をしている[11]。

国民は、貧しい人も裕福な人も、病気のときのケアを求めて病院にますます頼るようになった。「トレインド・ナース《訓練された看護師》」の高い評判と、医学の成長に伴う彼女たちの無菌テクニックの使用は、自宅におけるケアよりも病院を、患者にとって、より安全にする主要な要因であった。より近代的な設備とテクニックは、これらの施設をより多く使用するように、国民と医師たちの両方を促した。

彼らの経済的利益と私的管理に対する強力な支援に加えて、システムにおけるそのパワーを強化するために医学が着手したもうひとつ別の手段は、教育目的のための病院の活用であった。病院と医学教育の密接な関係は、二十世紀の初頭まで確立されていなかった。それ以前は、アメリカにおける医学校（訳者註：医師の養成機関であるmedical schoolをこう訳したが、その教育内容などはここで説明されているように、時代とともに変化している。現在は、アメリカにおいては、四年制の大学を卒業したあとの大学院修士課程をこう呼んでいる。日本では六年制の医科大学や総合大学医学部である）は、主に病院と大学の両方から独立した営利企業であった。すなわち、それらは民間企業として行われ、かなり利益をあげることが多かった。一九一〇年になって、アメリカの医学校の圧倒的多数はこうした商業的なタイプであり、医学教育における非常に低い水準を説明する要因であった[12]。

病院の教育機能は、本来は病人をケアするようにデザインされたこれらの施設に大きな影響を及ぼした。一八九〇年以降、ほとんどの病院は、自分たちの主導で看護師のための学校を設立する一方で、自分たちの教育機能が医学生を含むように拡大すべきであることを病院に納得させるためにかなりのキャンペーン《啓蒙宣伝活動》を行わなければならなかった。看護師たちが当時の多くの医学生よりもはるかに優れた臨床経験を積んでいることを認識し、医師たちは患者のベッドサイドで医学生たちと時間の平等な共有を行うキャンペーンを開始した。第一級の医学教育者は、患者を疾患の学習のための最良の医学「教科書」とみなしはじめた。医学生にとって、勉強を行う病院はよい図書館を持っているようなものである。

病院は当初、――病院の目的は医師を教育することではなく、病人をケアすることであったために――医学校とのつながりを確立することには大きな利点があるとは考えていなかった。これは、看護師の訓練に対する病院の態度とは正反対であった。看護ケアは病院によって実施される主要な製品《プロダクツ》であり、学校を持つことは多くの利点を提供した。それらのなかで主なものは、ほとんど費用がかからない労働力源であることであった。

当初、アメリカの病院付属看護学校は、イギリスの病院に導入されたフローレンス・ナイチンゲールの教育システムから影響を受けた。彼女の時代以前、イギリスの病院は、治癒させた数よりも多くの病気を生みだしていた。ナイチンゲールは、クリミア戦争での彼女の経験のあいだに、汚物・病気・死を排除するうえで科学的原理の有用な応用性に気づいていた。召使いによる看護業務の実施と病院のなかの惨めな状況に対する反応として、患者ケアを改善するために、彼女は看護師のための徒弟訓練のシステムを推進した。彼女の時代、徒弟制度はすべての職業に受けいれられる手段であり、看護師を教育する彼女の計画はこれらの伝統的な方針に従ったが、それに加えて、訓練学校の独立した管理と資金調達を含む健全な計画があった。ナイチンゲールの計画は、スキルを習得するための科学的原理と実践経験の指導を提供した。学校と病院とのあいだの契約上の同意は、教育施設としての病院の使用を保証した。

トレインド・ナース《訓練された看護師》の導入は、イギリスの病院システムに革命をもたらした。その結果として生じた患者ケアの改善は、そのアイデアがアメリカに伝わり、看護師のための徒弟制度的訓練が当地に導入された。一八七三年に三つの実験的学校――ニューヨーク州ベルビューの病院、コネティカット州ニューヘイブンの病院、そしてボストンのマサチューセッツ・ジェネラル・ホスピタル――が設立された。

しかし、合衆国において設立された病院付属看護学校は、ひとつの非常に重要な点でナイチンゲールの学校とは異なっていた。すなわち、それらは財政的に恵まれず、そのため独立した財政支援がなかったのである。公的支援や私的支援がないなか、学校はその設立当初から大きく財政問題に直面していた。学校による臨床経験を提供する病院のために看護業務を提供するという合意は、この困難を克服する主な手段であった。このタイプの徒弟制度の取り決めは、病院が自らの主導で学校を設立する動きを刺激する要因であった。看護学校を持つことが、看護ケアを提供する最も評判のよい最も安価な手段として受けいれられるようになった。病院は雇い主であり、看護学生は徒弟である。後者は伝統的な方法による非公式な訓練に対する見返りとして、前者に無料の労働力を提供した。

医学教育は、当初、病院に提示するような魅力を持っていなかった。病院管理者たちは、おそらく、若い男性の批判的な目は若い女性の意欲的な手よりも破壊的であろうと想定していた。しかし、多くの病院からの問題や反対についての多くの論争にもかかわらず、医学教育者たちは病院を教育センターとして用いるために自分たちが努力する決意をした。医学の科学としての成長と発達、営利的な医学校に対する不満、そして職業上の水準を引きあげる必要性は、優れた医師たちに当時の医学校における教育の時代遅れな体質を気づかせた。科学的な発展は実習授業という概念を強調し、病院が病気の勉強に最適な実習場であると広く思われるようになった。ヨーロッパにおける、とくにドイツにおける医学教育のシステムがモデルを提示するために選択された。

こんにちの大部分の医学課程で必要とされるインターン研修制度は、ドイツで一般的にみられるモデルから派生した。ドイツにおいて、医学教育者は、大学と病院とのあいだに密接な関係を確立していた。ドイツの大きな教育病院は、アメリカの医療従事者たちにとって、大きな魅力を持っていた。彼らは、病院内に設立され、大学と結びつけられた自分たち自身の医学校を望んでいた。

医学教育を改革するための綿密に計画されたキャンペーンに応えて、病院は自分たちの施設を医学生たちの利用しやすいものにするというアイデアに長いあいだ抵抗しなかった。インターン制度が広く受けいれられるようになったあと、以前にも増して多くの大規模病院は個々のコミュニティとこの国全体で主要な教育責任を負うといわれる「教育のための施設」と呼ばれるようになった。医学教育において教育機能を持つ病院という想定は、医学教育に改革と改善をもたらした。そのため、営利的な医学校は廃業に追い込まれた。しかし、アメリカの私企業的な医学校の終焉は、臨床教育を継続して取り巻く私的所有根性を終わらせなかった。

一九一〇年に発行された米国医師会のための医学教育に関する権威ある報告書（フレクスナー・レポート）をまとめたエイブラハム・フレクスナー（Abraham Flexner、一八六六―一九五九、米国の化学者、教育者）によると、臨床教育の私的所有の性質は、病院と医学の両方の問題として巨大な姿を現した。米国病院協会の会員に対して提出された論文のなかで、彼は次のように説明している。

> 男性たちは、医学の実践に従事し、大規模で豊かな実践を発展させるために努力しているのである。この世俗的な目標のための手段のひとつは、病院の役職である。（中略）数千ドルの給与しか支払われない大学医学部の内科や外科の教授職につく者は、大学以外のどこであっても、在任者として年俸二万ドルから五万ドルを、直接的または間接的に手にいれることが可能なことは周知の事実である。[13]

したがって、非常に短い期間で病院と大学の両方とつながりを確立することに、医療専門家は成功した。十年半も経たないうちに、医学教育は「大改革」を起こしたといわれた。これらのつながりがあることとして、一九一一年には早くも相当な金額を得ることができた数名の医学教授が存在することから、医学教育がこれほど迅速に改革を成し遂げられたということは、いささかの不思議もない。

看護教育のほうは、病院との関係があまりうまく行っていなかった。医学のようなサクセス・ストーリーは、看護学校の改革については語られることはない。看護師のための訓練学校は、総合病院ではじめられ、それらの施設における医療実践に近接していた。看護学生の実務経験は、病院の内科・外科・産科婦人科のインターンによって得られるものとまったく同じであった。看護学生は、病院の各部門で一定期間勤務し、あらゆる種類の疾病の患者に対するケアを提供しながら学習した。

しかし、看護学校は大学とのつながりがなく、医学教育のために用いる大病院だけでなく、小病院にも存在していた。したがって、看護学生の訓練は、個々の病院によって提供される医療サービスの種類と質、そしてその管理が、その徒弟看護師に与えた注意の量に完全に依存していた。大半の場合、この訓練は大雑把で不十分であった。病院は、徒弟看護師によって提供される安価な労働力に主として関心を持っていた——一九三〇年代になってもなお、多くの病院は有給の看護教員を雇用せず、正式な指導もほとんど提供していなかった。

個人主義の経済哲学に対する医学専門職の信念、そして医学ケアと病院ケアにおける自由放任主義のアプローチを維持する彼らの粘り強い取り組みは、このグループ全体と個々のメンバーに、経済的・教育的・専門的な利点をもたらした。医学専門職のパワーと影響力は、病院システムに広範な影響を及ぼした。組織化された医学は、ほんのわずかでも社会主義と共通点があるあらゆる変化を恐れていた。したがって、公共の利益のために変化をもたらそうとする試みのほとんどは、それが医療の社会主義化の「悪」と関連しているために、専門職によって反対された。

経済学における医学への関心は、ビジネスとしての病院に関する話題の増加につながったが、実際の実践における健全な事業分野に沿ったあらゆる管理の改善は、現実よりもさらに空想的であった。一九二〇年、全国の病院は、たいていが「まとまり悪く組織化され、無頓着に運営されている」といわれ、これはミシガン大学病院の医療監督兼所長であるC・G・パーノール（C. G. Parnall）の声明である。彼は、改善は「医学博士の学位に対する国民の信頼によって大きく損なわれた」とつけ加えた[14]。確かに、医師たちが大部分の病院を設立し、運営して以来、彼らの影響に起因する病院管理における欠陥に対する責任の大部分——専門職としての病院管理——は、一九二五年まで実体として出現しなかった。

当時、米国病院協会の一部の会員は、病院サービスの分野において標準化を行わなかったひとつの原因が政府の支配の欠如、すなわち実際にはあらゆる種類の法規制であったことを認める用意があった。米国病院協会の一九二〇年の大会で、数人の管理者は、個人主義の雰囲気で運営される時代は終わり、病院の組織、そしてサービスに、より協力的な取り組みを行う機が熟したという信念を表明した。

一九二二年、メリーランド州ボルティモアのジョンズ・ホプキンス病院の医師であり、最高経営責任者でもあるウィンフォード・H・スミス（Winford H. Smith）は、社会計画を欠くことの危険に対して注意を喚起した。彼は、医師以外の「組織による地域医療問題の取り扱いを含む、組織化されたコミュニティ活動に対して、医療専門家の側には多かれ少なかれ活発な、明確な反対が存在する」と指摘した[15]。その後、一九二六年、米国病院協会の理事長は、会員である管理者たちに、社会の経済生活において彼らの施設によって演じられる本質的な役割を、もはや無視することはできないと語った。彼は、孤立するのではなく、コミュニティのなかの他の施設とさらに協力するようにと主張した。

彼らの自由放任主義のアプローチから生じる増加する問題と、病院の成長とヘルスケアの提供に支配的な影響を与えた個人主義の哲学について十分に自覚しているにもかかわらず、この産業界の役員、すなわち医療を実践している人たちと病院を管理する人たちの両方は、態度を変えるために、あるいは建設的な変化をもたらすために、前向きな行動をとることを拒否した。多くの医師の考えは、ウィリアム・アレン・ピューゼー（William A. Pusey）が米国医師会会長であったときに行われた彼のコメントに示されている。ピューゼーは一九二四年の会長講演で次のように述べた。

この状況における脅威は、社会的な協力の必要性が個人主義を崩壊させ、自分自身で行うほうが自分たちにとってよいということを社会に任せようとする、気力のない人びとを助長する傾向があるということです。（中略）自然淘汰の法則を脇に置き、不相応なものを排除するという自然の、残酷ではあるが有益なプロセスに対抗することは、意図しないと試みです。現在の社会的取り組みが成功できる限り、そのことは、エミール・ファゲ（Émile Faguet）の印象的な言葉を借りると、（中略）「無能の崇拝」を促進する傾向があります。この傾向というのは、能力を犠牲にして平凡さを育むことです。実際のところ、医学は、特に、社会主義化という危険に曝されています。（中略）いま、社会運動において医療を用い、病人の治療を社会全体の機能にし、個人の責任からそれを取り除き、それを州に譲渡する、それを組織化された運動に引き渡すという明らかな傾向が存在します。この運動がその論理的な限界にまで普及すると、医学はリベラルな職業であることをやめ、扶養家族の組合へと変質するでしょう[16]。

さまざまな方法で表現されたピューゼーの主張は、ヘルスケアで普及している民間企業のシステムを変えることに反対して述べられてきた古典的な主張であり、いまもなお続いている。

変化に反対する支配的な雰囲気のなかで、それに抵抗する人たちが存在する。ペンシルベニア州からの病院受託者であるデイビッド・B・スキルマンは、医療専門家に対して批判的である。医療従事者が「社会主義化された医療の危険性」を恐れてヘルスケアの公的支援と資金提供に反対したことを指摘し、「彼らはこの変化する世界の現状を維持しようと努力した」と彼は述べた。彼は、彼らが「私利私欲から湧きでたと思われる」とき、医学的な主張はその妥当性を失うと結論づけた[17]。

スキルマンは病院の再編成に賛成した。彼の解決策は独創的なものではなかったが、実際には何の検討もされずに終わる運命にあった。病院は大学のように組織されるべきであり、「大学で教授が持つのと同じ地位を病院の医師に与える。医師を病院の教員にするべきである」と、彼は考えた[18]。スキルマンは、医師たちが民間企業のシステム——彼らの利益に最も役立つシステム――にしがみつく程度を過小評価していた。

アメリカでビジネスとしての病院は急速に成長し続けた。一九三〇年までに、この国の七、〇〇〇の病院は、三〇億ドルを超える資本投資を行い、それは多くの重要な製造業に匹敵する投資であった。このような成長にもかかわらず、経営管理の健全な方針の発展はみられなかった。米国病院協会の医療費に関する委員会によって後援された一九二九年の大きな研究は次のように主張している。

ビジネスの世界で起こったこととは対照的に、固定資産の最も効率的な活用を達成するための圧力が、病院の財政の管理から多かれ少なかれ取り除かれたことを、この根拠は示している。

多くの病院の最高経営責任者たちは、彼らの支配下にある建物と設備の資金調達や建設には参加していない。彼らの管理効率は、建設を計画したり、支配下にある資金投資を最も適切に利用したりする能力よりも、むしろ現金予算運営費のバランスをとる能力によって一般的に判断されてきた[19]。

全国規模で管理された病院システムは、アメリカ社会では現実のものとはならず、私たちはまだ国による健康政策を持っていない。五十年前、平均的なアメリカ人は、こんにちの市民ほど、ヘルスケアのなかにある問題におそらく気づいていなかった。現在（訳者注：この論文の執筆時である一九七〇年代）でさえ、病院は地域単位および個別単位で、それぞれの計画立案活動は個別に分離し、近隣の施設との協力も著しく不足して運営され続けている。質の向上のないケアの断片化とサービスの重複によって証明されるように、計画の欠如は依然として問題である。

一九四八年、トルーマン大統領は、連邦安全保障局が「健康レベルを向上させる可能性についての包括的な研究を行う」ことを要請した。大統領が受けとった報告書は、社会経済の理念に特に懸念を表明し、まず第一に公的な精神を持った個人が病院を設立することを促すものであった。病院の非効率性と国家的健康問題へのその貢献について、この報告書は次のように述べていた。

> ほとんどの場合、病院は、現代の施設で期待される種々さまざまなサービスの経済的で効率的な提供と無関係に、計画・設立・運営されてきた。病院は、独立した単位として、互いに無関係に、自分たちの患者に提供するための調整をすることなく、他の施設との統合を通して、個別に不十分なサービスを運営している[20]。

病院についてのこの告発は、公的な施設と私的な施設の両方に等しく適用され、個人主義的なアプローチおよび計画と協力の欠如が全国にわたる問題として存在していたという結論へと導いた。その当時までの政府の関与は、病院の実際の運営を変更するうえで、もしあったとしても、わずかな影響しか及ぼさなかった。

現代の看護は科学的な発展の結果であるが、この分野における徒弟制度は、本質的に、病院の看護作業を続けながら看護師たちを教育する方法である。非常に現実的な意味で、看護の発展を取り巻く問題は、病院の問題と同じものであった。近代的な病院の成立を、ともに成長し形づくるのに役立つ社会勢力とイデオロギー的勢力は、また、看護職の発展を形づくることにも役立った。したがって、看護についてのあらゆる理解は、病院の発展およびそれらの施設や全国各地のコミュニティにおける教育と実践へのその影響という文脈のなかで考えられなければならない。

病院の教育機能は、経済的動機と結びついた私的所有精神に悩まされた。すなわち、病院における医学教育と管理の公式な出現は、看護教育を改善するうえでの困難を加えるだけの要因であった。病院の参加が医学教育における進歩を加えることができただけで、それによって病棟において提供されるケアの質を改善するという一般的な想定は、看護教育と看護ケアには当てはまらなかったのである。

# 第2章　徒弟制度というビジネス

病院付属看護学校は、一〇〇年間にわたって、アメリカ合衆国の社会制度として存在してきた。すべての看護師は、これらの大半の施設のうちのひとつを卒業したことから、施設運用に精通している。女性教育のこの分野を病院が支配していた長い年月から受け継がれた心理的影響のいくつかから、あるいはより実践的な問題からいまだに解放されていないことから、大学課程で教育を受けるという幸運に恵まれた看護師も、病院課程における実践に非常に精通している。

一九六五年以前、組織化された看護《オーガナイズド・ナーシング》は病院付属看護学校を容認していて、一般の人びとは病院付属看護学校を看護師を教育する主要な手段として完全に受けいれていた。しかし、一般には、病院の徒弟制度的訓練と産業革命以前の時期に一般的であった父親的権威主義的《パターナリスティック》なシステム――奴隷・使用人・女性・子どもといった弱い立場の個人に、強い立場の個人が目配りをしていたシステム――とのあいだの類似点にほとんど気づいていない。さらに、一般には、何十年ものあいだ、全国各地のほぼすべての病院で利用できる看護業務が、通常、卒業し免許を持った看護師ではなく、部分的に訓練された、経験の浅い、そして監督下にない看護学生によって提供されていたことも認識していない。

アメリカで最初の看護学校が設立されたとき、家族が病院運営の制度モデルであった。「世帯」の管理を導くために立案されたすべての方針と手順は、その施設の全体的な利益に目配りするようにデザインされた。その病院の評判、その生産、その進歩、福祉、そして効率を維持することは、経営方針を作成した人びとの心のなかで最大の留意事項であった。

女性たち（看護師たち）の役割は「ホスピタル《病院》・ファミリー《家族》」をケアすることであると、ごく早期から考えられていた。彼女たちの目的は、患者ケアの形で効率的な経済的生産を提供することであった。彼女たちは、その施設に忠実であり、その評判を維持することになっていた。奉仕と自己犠牲を通して、彼女たちは、「ファミリー」を幸せに保つために継続的に働くことになっていた。病院のすべての部門は――病棟や手術室から貯蔵庫や厨房に至るまで――看護師たちの持続的な存在に依存していた。一日二四時間、看護師たちは、患者ケア、医学的処置、ハウスキーピング、与薬、または食事療法の監督と調理など、領域を問わず、生じうるどのようなニーズにも対処する彼女たちの能力を示すために、彼女のスキルに多様性があることが期待されていた。家庭における母親のように、看護師たちは、ホスピタル・ファミリー――患者から医師に至るまで――全員のニーズを満足する責任を負っていた。病院のベッドに閉じこめられた人びとのケアに対する継続的な責任は、依然として看護職の独自機能である。

加えて、女性たち（看護師たち）は、ホスピタル・ファミリーのなかの男性たち（医師たち）のニーズに目を配った。ほとんどの場合、彼らはその所帯に住まず、自由に行き来した。

男性たちが不在のとき、女性たちは、自ら男性の役割を引きうけることによって、自分の意思決定機能に対する十分な責任を負うことを期待された。もちろん、この意思決定の役割は、男性たちの帰宅によって放棄された。看護師たちは、これまでも、そしていまも、その施設、特にその男性メンバーをいつも支え、いつも多忙である。

ホスピタル・ファミリーの正式メンバーとみなされるため、医師たちは、その施設のなかでの機能に制限されていなかった。不在であることが多いのにもかかわらず、彼らの影響力と支配力を通して、彼らは「主人 master」の権威を担《にな》っていた。医師たち、すなわち男性管理者たち、そして病院理事会の受託者たちが、看護スタッフによって維持されるその種の学問と秩序に関する方針を策定し、決定した。学問の原則、権威に対する従順、そして男性支配による管理は、病院内の序列の機能に大いに影響を与えた。

看護師たちは、一方で、その施設のなかに住み、さらに一般的にそのなかでの勤務に制限されていた。しかし、その制限には例外があった。特に二十世紀への変わり目には頻繁に、ホスピタル・ファミリーをよい状態に維持することに貢献する金銭的な見返りを伴って、経済的な事情のために女性のサービスを外部、すなわち個人宅で提供する必要があった。要するに、女性たちは、生計をたてることを含む、その機能のすべてにおいて、施設に奉仕するために存在していた。彼女たちの役割は専門的なものではなく、用途の広いものである。

ジェネラリストとして、看護師たちは、部門から部門へ、ひとつのエリアから別のエリアへ、昼夜を問わず移動し、必要とされる場所であればどこでもサービスを提供した。

性別によって定義される役割は、これまでいつも病院のなかでの労働の分業の最も顕著な特徴であったし、またいまもそうである。二十世紀の大部分において、訓練課程に参加する若い女性たちは、病院の利益のために使われるという、経済的奴隷状態の期間に自発的に隷従するようになった。パターナリスティックなシステムのくびきのもと、彼女たちの健康と個人的な福祉にはほとんど関心が払われず、長時間の無償労働が彼女たちから引きだされた。

訓練学校は職業に就《つ》かせるために初任者である女性たちを育成することを目的としていたが、この機能は変化した。まもなく、学校を設立することは病院側の利益になる活動であると認識されるようになった。一九〇〇年までに、有名な医師と病院管理者（同一人物である場合が多い）は、看護学校を優れたビジネス実践に結びつけた。看護を「保存経済 conserving economy」（訳者注：保存経済とは、自然資本や社会資本を枯渇させるのではなく、地域社会のニーズを満たしながら回復するという想像上の経済である）と関連づけることで、最終的には専門能力開発へ向かう看護師たちの動きを妨げた抑圧的な取り組みのはじまりだった。

一八七三年からほぼ一九〇〇年まで、独立した職業としての看護師たちの発展の最初の三十年間で、看護師たちはみずからの有用性を証明した。彼女たちのスキルが広く尊重され、ある程度の独立性を主張することができた。看護師たちによって用いられた無菌テクニックは、その当時の外科実践に欠くことのできない部分と考えられ、外科医はトレインド・ナース《訓練された看護師》の助けがなければ手術はもはや考えられなくなった。これらの女性たちは医師の自分たちへの依存度の高さを実感していた。一八九五年に、看護活動家であるメアリー・アグネス・スニブリー（Mary Agnes Snively、一八四七－一九三三、カナダの看護師。カナダ看護師訓練学校監督者協会初代会長）は、医師の評判は看護師によって提供されるケアの質次第であると彼女の同僚に話した。彼女は以下のように述べている。

> 婦人科領域で有名になりたいと熱望し、当時の成功した外科医のなかにランクインすることを切望している若者は、外科的清潔という近代のアイデアを構成するものを完全には知らない、そして骨盤外科領域のさまざまな手術で用いられるテクニックに完全に精通していない看護師を雇おうとは考え（ないだろう）。あるいは、自分の実践においてこれまで一度も死因として「産褥熱」と書くことを強いられたことがなかったと大口をたたく産科医は、（予防医学を）理解している看護師をこの分野の同僚と

して好むことはないであろう[1]。

患者ケアの改善に対するよい看護の効果という観点から考えて、医師たちが自分の評判を無知で訓練されていない看護師たちに委ねる時代は終わったと、スニブリーは感じた。しかし、健康分野に従事する他の人たちは、患者と看護師にとって何が最善であるかということを無視し、看護学生の無料の労働力に便乗しようとしたようである。看護師に対する自分たちの依存に気がついて、病院と医師の両方は、自分たちの看護スタッフとその訓練課程をみずからが支配しはじめなければならないと感じた。病院付属看護学校は専門的な活動よりも労務管理に結びつく関連するようになり、病院と病院管理者は、看護師たちが自分たちの知識とスキルの重要性に気づくことがないように務めた。

病院の経済に対する訓練課程の重要性は、二十世紀への変わり目に広く考察された話題であった。一九〇二年に開催された全米病院最高経営責任者大会で講演した医師であるジョージ・H・M・ロウ（George H. M. Rowe）は、次のように言及している。

（最初の学校が）病院に接ぎ木された特殊な法人であり、独自の組織を持ち、契約のもとに、病院で看護業務を行っていた。学校は、病院の欠くことのできない部分ではなく、そのため、管理者の権威のもとに置かれることはなく、これこれの給料に対してこれこれの業務ということを超えていた[2]。

ロウは、そのような取り決めが初期の学校において訓練方法の完成をもたらしたことを認めた。しかし、彼は、このことがすでに達成されたので、学校がその一部であった病院に奉仕しはじめるべきであると思った。彼の意見では、病院の最高経営責任者の管理から外れて、学校は「非論理的で、ビジネスライクでなく、軋轢《あつれき》を助長し、さまざまな責任を変化させ、最高の規律を破壊するシステム」を十分に作成することができるとのことである。そのことは、「ホスピタル・ファミリー」の「戦争」や「崩壊」を引き起こしさえする[3]。ロウは、権威主義的な組織のために、病院管理の中央集権化を訴えた。彼の訴えは、この構造がそれ以後の病院管理を特徴づけていたために、注意が払われた。

一九〇〇年以降、看護学校は、それらが一部である病院によって吸収されるか、あるいは新たに病院のために設立された。こうした吸収、すなわち学校が病院管理者の支配の外側にとどまるのを容認することを拒否することは、独立した教育事業としての学校の発展を妨げることを運命づけた。学校が管理から自由なままで、そのために物理学と生物学の健全な教育を女性たちに提供することに集中できることが許されることは、ホスピタル・ファミリーに対するケアを行うという看護師の役割を変化するだろう。厳格な訓練と病院のビジネス構造への学校の組み込みは、学校の教育機能をほぼ完全に否定した。

一九〇六年、著名な病院管理者が、看護学校と病院におけるその支配的な立場について、次のように書いた。

訓練学校が近代的な病院に欠くことのできない特徴となることは疑いようがない。学校を持たずにこんにちの病院を運営しようとすることは、二十年か三十年前に流行《はや》った方法でビジネスを行おうとするようなものであり、患者の看護は完全ではないにしても、病院での医学的ケアとほぼ同じくらい重要である。[4]

健康分野における民間企業のシステムは、女性たちに対する抑圧的な状態をつくりだすうえで理想的な環境を提供した。二十世紀の初めにおける病院の急速な成長とその経済機能の重視は、教育の進歩に対する有害な商業活動をもたらすと運命づけられた。徒弟制度プログラムを確立する傾向は、独立した教育企業としてではなく、病院によって管理される隷属的な労働力の供給源として、訓練課程の成長が病院の成長に並行するかたちで示されている。

一八八〇年、看護は新しく、まだ確立されていない職業であったが、十五の学校が存在した。次の十年間にこの数は二倍以上になり、一九〇〇年までに四三二校にまで増加した。その後、二十世紀の最初の十年間に驚異的な成長期が訪れ、一九一〇年までに米国教育局は一、一二九校の訓練学校の存在を報告した[5]。同じ時期、病院の数も同様に増加した。一九〇〇年から一九一〇年の十年間だけで、一、六五一の新しい病院が設立された[6]。この時代は、女性のための徒弟制度プログラムと病人をケアする施設の両方にとって、いままでに例のない成長の時代であった。

病院の多くは、小規模で、私立の「医師たち」の病院であり、看護学生の無償の労働のおかげで、病院を運営する医師たちにとっても経済的に報われた。一九〇五年の信頼できる統計では、これらの私立の営利的な病院の半分以上が女性のための「学校」を保有していることを示していた[7]。「病院」は、四十床に制限されていたかもしれないが、最小限の費用で看護業務を獲得するために、看護師のためのいわゆる「学校」を設立した。特別な訓練を受けていると思っていた無垢な少女たちは、可能な限り最良の労働源を供給した。

国民は、これらの若い女性たちに「教育」を約束する一方で、労働を搾取するこの実践を受けいれた。一流の病院の管理者たちでさえ、みずからの経済的な動機を秘密に保つ努力をほとんどしなかった。長時間の労働、新卒者を惹きつけるための競争力のある賃金、そして病院の収入のための学生によるサービスの販売は、彼らの最も成長が著しい数年間における大部分の訓練課程の特徴であった。

病院は、通常、その徒弟制度プログラムへの応募者を惹きつけるために、少額の賃金を支払った。このことは、病院経営最高責任者たちのあいだで大きな論争を巻き起こす問題となった。彼らの大部分は、自分たちの学校が提供する教育の種類に対する影響よりも、学生の供給に対する月々の賃金への影響のほうを心配していた。一九〇四年の病院経営最高責任者全国大会の大半を占めていた論点は、訓練・賄《まかな》い・制服・免許が徒弟看護師にとって十分な対価であるかどうかということであった。多くの管理者は、学校教育を受けることは提供された尽力に対する十分な対価であるために学生は支払いを受ける権利を持たないと主張し、多数の学生を単に惹きつけるだけのために金銭を支払ったことを認めた。

長いあいだ、アメリカで最も見識があり、先見の明がある医療施設のひとつであったボルティモアのジョンズ・ホプキンズ大学病院は、この問題を別の観点から検討したほぼ唯一の学校であった。彼らは、自分たちの学生に支払うのではなく、看護業務からの収入の一部を教科書や奨学金、そして教員への支払いに用いた。ジョンズ・ホプキンズ大学病院の管理者は、給与を支払う教育スタッフのほうが金銭の使い道としてよりよい方法であると考え、一九〇四年の大会では安い労働力という概念を捨てることによって、この病院はより高いレベルの学生を惹きつけることができたことを指摘した。彼の立場は以下の通りである。

アメリカのすべての看護学校が、単に経済のひとつの対策としてではなく、学校で提供される指導を改善する方法として給与の支払いを廃止することによって利益を得るだろう。言い換えると、このことは訓練学校をあるべき姿に、すなわち学校にすることであり、ただで何かを確保するための単なる装置にすることではない。つまり、金銭を支払わずに看護を確保することである。よい看護を望むのなら、看護師のために最高の教育を受けさせなければならず、それは金銭を支払わなければ得ることができない[8]。

ジョンズ・ホプキンズ大学病院で用いられたアプローチにもかかわらず、小規模な病院の管理者たちの大部分は、賃金を支払わなければ学生たちを自分の学校に惹きつけることができないと、依然として主張した。彼らの学生たちは、ほとんどの場合、限られた資力しかない家庭出身の若い女性たちであり、彼女たちは金銭を必要とした。病院付属の訓練学校はこのことを理解していて、彼らの学生たちが、正業について自分自身の生計を立てることに関心がある一方で、大学教育に進学することも、その費用をまかなうこともできないという事実を利用した。

教育的関心と経済的関心とのあいだの論争では、経済が勝利をおさめ、少額の賃金を支払う実践が続いた。一九二〇年になっても、米国医師会誌（*Journal of the American Medical Association, JAMA*）は、看護学生たちを惹きつけ、病院の業務を続行するための最良の方法が、彼女たちにわずかばかりの賃金を支払って、住居を提供することであると推奨していた。これらの施設における学習機会の改善については、どんなものであれ言及はなく、自分たちの病棟のスタッフとして大学のグラデュエイト・ナース《卒業生である看護師》の採用を検討した病院はほとんどなかった。

応募者を惹きつけるために賃金を利用したにもかかわらず、病院の管理者たちは看護学生の供給を上まわる需要に直面することがあった。一九〇八年、米国病院協会は、全国規模で徒弟制度プログラムの問題を解決するために、その組織的な取り組みを開始した。その年のはじめに、米国病院協会の当時の公式機関誌「ナショナル・ホスピタル・レコード *National Hospital Record*」は、看護師たちの適切な訓練の問題を取り巻く意見の多様性についての社説を掲載した。編集者は、「アメリカには、この主題を広く、公平に、そして効果的に取り扱うのに適していると思われる唯一の組織、すなわち米国病院協会が存在している」と書いた。二十世紀への変わり目より前に設立された二つの看護協会のどちらもが、看護教育によってとられるべき方向に影響を持つべきであるという可能性を無視したことから、この意見は重要であった。この社説は、米国病院協会が「この主題に素人の見解、看護師の見解、医師の見解に影響をもたらすことができる。それらは論点をビジネスの観点から見ることができるだけでなく、職業的な見解も得ることができる」と記している[9]。この著者が考慮しなかったのは、経営によって支配される組織に直面したときに、看護師の教育的願望と職業的願望に何が起こるかということであった。

一九〇八年の大会で、米国病院協会は、徒弟制度プログラムの状況を検討し、実際には「適切であると判断した場合に検討し採用するための」病院に対する勧告にすぎない、いくつかの最低基準を表明した。看護師のための専門職教育を擁護した数少ない医師のひとりであるミネアポリスのリチャード・オールディング・ビアード（Richard Olding Beard）は、看護の置かれた状況に関するこの協会の活動に疑問を呈し、孤立した声をあげた。彼は、医師の私的な利益の支配的な影響を批判し、この問題が財政的な観点からではなく、教育的な観点から語られるべきであると強調した。ビアードは、「看護師のために何が適切であるかという立場からこの問題に取り組み、病院が何を必要としているかという問題から抜け出すのが早いほど、両者にとってよりよいものになると信じている」と語った[10]。

ナショナル・ホスピタル・レコード誌の別の社説は、病院管理によってもたらされる見解を適切に表している。病院の主な検討事項が需要と供給の原則に従うことであると示していて、それは「それぞれの施設が病院のケアに関してそれぞれ独自の特定の問題を抱え、ひとつの病院のために実施することが望ましく、容易に実施可能かもしれない計画は、別に位置している施設に適用するのなら、耐えがたい重荷であることを証明するかもしれない」と述べている[11]。この社説は、看護の進歩は遅々として進まないに違いないと締めくくっている。

徒弟制度教育への管理の支配的な影響を前提とすると、看護界の指導者たちは学校における規準をほとんど統制できなかった。学校は私的に所有され、最初の学校が経済的に有用であると実証されるとすぐに、アメリカの病院では、看護教育と看護業務は同義語となった。看護教育者たちによって何度も表明された懸念は、どのようにして同時に看護師を教育し、患者たちをケアするかということであった。

病院の収入を増やす手段として用いられた病院外での私的症例のケアにおける看護学生による看護業務の販売は、一九〇〇年以前でさえ一般的な実践であった。徒弟期限内の経済的な資産とみなされ、利益のために主人に売られた中世を思い起こされるこの慣習は、徒弟制度と看護の実践に対する法的支配または法的規制がないことによって否定的に受けとめられた。決議案を通過させた看護の協会はこの実践に反対しているが、その指導者たちは、保護的な法律の制定がなければ、それを阻止するものは何もないと確信していた。すなわち、国民は、徒弟期間のこの特定の使用によって看護学生が苦しんだのと同じように、そのことに苦しんだことに気づかなければならない。実践に従事する訓練課程を監督している看護師は、一八九六年の彼女の同僚との会議で、この不正な使用を正当化する理由を述べた。

学生が私的な職務に派遣されることを支持する管理者たちの委員会によって説明された根拠は、学校の収入の増加とそうした訓練の価値の二つである。私には、財政に関する議論には答えるすべがない。学校がそのようにして生計を立てる必要がある場合、可能な最大限の品格をもって耐えなければならず、不利益を最小限にまで抑える絶え間のない努力が払われなければならない[12]。

看護師たちの協会の会員は、学生たちが私的に個人宅にいるあいだに自分たちの正式な指導を受けることができず、またそれが国民とグラディエイト・ナース《卒業生である看護師》にとって不当で不公正であったために、この実践に反対した。多くの家族は、よく知らずに、訓練や経験がほとんどない若い徒弟たちを実際に雇用していたにもかかわらず、十分に訓練された看護師の業務に対する金額を支払っていた。

主として入院していない患者たちに対して販売された学生のサービスの報酬は、直接病院に支払われた。こうした形態の搾取は、このようにして生みだされた収入に大きく依存していた小規模病院で、最も頻繁に行われていた。一九一三年の大会で、ミネアポリス病院の最高経営責任者が米国病院協会の会員たちに語ったように、訓練学校は小規模病院にとって優れた収入源であった。より「ビジネスライク」ではないと仲間の会員を批判して、彼は次の方法で自分の学校を管理するように勧めた。

> もちろん、それぞれの学生は、病院で個人として看護するさまざまな種類の症例が割りあてられるべきであり、このサービスには週に十ドル以下ではない料金で課金されるべきである。私たちはそれに十五ドルを課金するルールを作成した。そして、学生自身の利益のために、それぞれの学生が数週間の個別の訪問看護を、訓練が終了したと判定される前に担当しなければならないことが訓練学校のルールになる日を私は、楽しみに待っている。そしてもちろん、病院はこのサービスに対して課金をすべきである。適切に管理されていれば、小規模な病院の訓練学校でも、どのようなカリキュラムの不正使用をすることもなく、施設の支援に大きく貢献できる。[13]

医師のなかには、徒弟制度のひどい不正使用であると感じたために、組織化された看護《オーガナイズド・ナーシング》と連動して、このような学生の使用に公然と反対した者もいた。彼らは、病院が看護学生のための私的な症例を公共広告によって勧誘したという事実を嘆き、この実践を不正利得と糾弾した。ミネアポリスの大会の十年前に、シカゴの医師は、病院側のそのような「悪辣な陰謀」が、そのような搾取的な金儲けの方法に従事している病院と関係がある「名誉ある医師たち」には隠されていると感じたことを公《おおや》けに述べた。[14]

国内の他の地域の医師たちも、自分自身の利益のために学生へのサービスを不正使用している人びとに反対の声をあげた。サウスカロライナ州のある医師は、「病院の不正利得の促進」に取り組んでいる人びとを自分の同僚に曝露し、公然と非難することを促した。彼は、この実践を「医師自身よりも責任が少ないだけである」地位にある看護師の教育を妨害するものと非難した。[15]

論争が巻き起こったにもかかわらず、学生サービスの販売は、病院に追加収入をもたらす合法的な手段として病院関連の文献のなかで推奨された。一部の人は、この徒弟期間の使いかたを、そのことが学生の経験に追加されるという根拠のもとに擁護した。高く評価された美徳のひとつは、この活動が「施設への忠誠心とその繁栄における創造性」の感覚を学生に植えつけたことである。この実践は、病院の利用が増えると、在宅ケアの必要性が低下したために、最終的には消滅した。[16]

女性の徒弟と病院とのあいだの関係は契約上のものであったが、法的な空白が徒弟制度を取り囲んでいた。この実施は、法律よりも、習慣に基づくものであった。女性たちは、通常、少額の賃金しか受けとっていなかったが、そのため徒弟と病院の関係は雇用主と被雇用者の関係に非常に似ていた。一九四〇年代と一九五〇年代までに、ほとんどの病院は、徒弟に対するあらゆる種類の支払いをとりやめた。その頃まで、ほとんどの看護学生は、正式な訓練よりも、他人の体験を自分の体験として訓練されながら、これらの施設で仕事を続けるために病院から金銭を支払われた。

初期の契約は、サービス期間を特定し、手当ての金額を示した。さらに、病院は、宿舎、食事、そして教育を提供することを約束した。応募者たちは、病院の規則と学校の規律に従うために、施設の指示のもとにあることに同意した。当局は、十分と判断した理由によって、いつでも徒弟を解雇する権利を主張し、その権限を持っていた。当局に対する隷従は、あらゆる状況下で神聖なものとされていた。病院の規則や医師の指示に疑問を持つことは「不正行為」を構成するため、それを行ったことを理由に学生は直ちに解雇される。

入学が許可されると、学生は、その言葉によると、「すべての規則に従い、当局に従属し、(中略)高貴な職業の一員として振る舞う自分の意志」を表明する同意書に署名することを要求された。受けた教育が「学生のサービスに完全に等価である」[17]ことから、金銭による手当は、与えられたとしても、賃金とはみなされなかった。具体的な規定は病院ごとに異なり、サービスの期間、賃金、その他の特徴が変更されるのに伴い、それぞれ定期的に変更された。

ほとんどの病院は、女性たちが契約に署名する前に、平均一ヵ月から三ヵ月の仮雇用期間または試用期間を要求した。これは、徒弟制度の初期段階であり、その期間中に志望者はサービス期間を完了する一般的能力、体力と耐久力、仕事への適応力、そして道徳的性格が観察された。

訓練学校での経験は、彼女たちがおびえた研修生から、道徳的性格と訓練学校の許可を受けた「義務感」を持った卒業生へと移行するにつれて、徒弟にとって十分な代用報酬でもあった。ストッキングからナースキャップまでの制服は、それぞれの看護学生がどれだけ訓練を進捗してきたかを示している。徒弟制度はキャップと徽章《きしょう》による精緻に組み立てられた式典で終了した。

看護学生に提供される訓練を改善する試みとして、組織化された看護《オーガナイズド・ナーシング》は、連続した学習課題からなる試用期間を用いることを勧めている。アメリカにおける最初のそのような課程のひとつは、一八九五年にマサチューセッツ州のウォルサム訓練学校に開設された。六ヵ月間のこの「実験授業」課程は、家政学、解剖学、生理学、衛生学、細菌学、そして医化学の教育を提供した。さらに、「地域看護」（乳児のケア、そして回復期患者のケア）、「表面看護」（身体のケア）、そして最後に個人的な改善点に関する教育が提供された。この課程はすべて、有給の看護教育者によって教えられた。[18]

そのような教育の価値を調査する取り組みの一環として、メアリー・アデレイド・ナッティング（Mary Adelaide Nutting、ジョンズ・ホプキンズ病院付属看護学校の卒業生で、当時の総看護師長であり、校長でもある）は、アメリカの病院による二番目の進学準備課程を開設した。一九〇一年九月にはじまったこの課程の目的は、ナッティングの言葉によると、「方法、規準、または科目の論理的な順序をほとんど考慮せず、勉強のための時間をまったく不十分にしか提供せずに、理論と実践を見境なく一緒に混合する訓練学校に蔓延する普遍的な慣習」を克服することである。[19]

ウォルサム訓練学校とジョンズ・ホプキンズ病院訓練学校での進学準備課程の設立は、基礎となる科学を教えるうえで、より学問的なアプローチを用いることによって、徒弟制度的な訓練を変化させる試みであった。一九一三年、ウィスコンシン州の看護師たちによる公式委員会は、実際に病人をケアする前に、学生に教育を提供する目的で試用期間を用いるように推奨した。この期間に、細菌学、衛生学、そして「学校と病院を管理している規則に特に関連した」[20]看護倫理学の原則を含めるべきであると、彼女たちは主張した。他の州——とりわけ、オハイオ州、コネティカット州、カリフォルニア州——の公式委員会は、試用期間中に明確な学習課程を提供するように、病院に強力に要請した[21]。しかし、全国規模ではほとんど行われなかった。医学教育に関するフレクスナー・レポートのような、病院付属看護学校に蔓延していた劣悪な訓練や低水準に関する国民的な憤りを喚起するようなものは現れなかった。

医学生は主に男性であり、看護学生は主に女性であるということが、もちろん主要な相違であった。社会は、一方をサポートすることを高く評価し、他方をサポートすることをほとんど考えなかった。政治的・社会的・教育的な要素は、看護師の組織が教育の徒弟制度にあらゆる大きな影響を与えることを阻止した。病院は、組織化された看護《オーガナイズド・ナーシング》ではなく、支配された看護であった。経済的な考慮事項だけが女性を隷属的な立場に保つ十分な理由であると思われた。

一九三三年になって、ボストンのマサチューセッツ・ジェネラル・ホスピタルの管理者は、病院における看護学生のサービスの金銭的価値が学校を維持する主な理由であることを認めた。グラデュエイト・ナース《卒業生である看護師》を雇用することは、病院の予算にとって大きな重荷となるだろうと考えた[22]。訓練中の若い女性たちは、自分自身の教育と病院の両方を支えるために、引き続き奉仕していた。

病院は、二十世紀の半ばまで、看護ケアにおける質の監督に関する責任を負っていなかった。一九三〇年以前は、病棟のほとんどすべての看護「師長」たちは上席の徒弟であり、有能な看護ケアが提供されるという信頼できる保証にはならなかった。訓練中の徒弟は、監督がなければ、一貫した質のサービスを提供することが期待されなかった。学生を指導的立場で機能させることは、看護師にとって価値のある「管理的な」訓練を提供するという根拠を理由に、病院によって正当化された。一九六〇年代になっても、学生がほぼすべての病棟の準夜勤務帯と深夜勤務帯の「責任者」であることが通常の実践であった。

ヘルスケア・サービスの消費者としての国民によって病院内の実施を疑問視されることは、最新の現象である。何十年ものあいだ、平均的な市民は病院で何が起こっているのか知らなかったが、これらの施設の道徳的統合性を信じるように説得されてきた。病院の代表者たちは、教育、慈善、そして全力で最善のケアを提供するという公《おおや》けに定義された使命の名のもとに、かれらの善意と善行に関する神話を永続させた。実際に、女性や病人を支配する権力、名声、そして利益は、大部分の病院管理者たちの心を奪った。

学生には変化をもたらすパワー（力）がないために、二十世紀の半ばまで、病院は訓練部門の改善にほとんど、または、まったく財政的貢献をしなかった。住居などの物理的設備の提供は、ほとんどの場合、十二分であると考えられた。個別の教員たちを雇用する費用をかけた施設はほとんどなかった。ほとんどの場合、看護師長、看護スーパーバイザー、栄養士、そして医師からなる正規職員は、模範を示し、そしてわずかばかりの教室での指導を行うことの両方によって、教師という資格で勤務した。学習は、主に、このシステムへの非公式な社会化による教育のプロセスを実際に構成するスタッフとしての個々人と結びつくことによって達成された。

一九三四年に公開された「看護学校の現況と将来」という調査報告書のなかに、「一九三二年にはひとりの常勤教員さえいない学校が二三%であり、二人以上いる学校は二五%であった」と述べられている。この分野で雇用可能な教員の教育的育成のレベルは、供給の不十分さと同じくらい嘆かわしいものであった。三十年代の半ばには、給与をもらっている教員の三〇%弱が高校を終えてすらいなかった。そのうちの半数以上がいかなる大学教育をも受けていなかった。全国の訓練学校の職員の二〇%だけが、「一年間の大学教育を受けた経験があった」[23]。

この教育されていない教員という伝統は、大部分は女性に対する差別のために続いた。最近まで、看護における女性の教育に対する公的支援はほとんどなかった。ヘルスケアと看護師の訓練に対する国民の態度は、病院の好きなままにさせるというものであった。国民は、病院を支え、医療を提供するために女性が貢献したことに気づいていなかった。看護業務に対する医師の依存は、後者の重荷となった。公《おおや》けの疑問をほとんど受けずに生き残って、徒弟制度教育は急速な進歩を生じることはなかった。

看護師には、その労働に等価の見返りがほとんどない施設において、最大三年間の労働を自分自身に課すことによって、自分自身の教育の費用を支払うことが期待された。看護教育のための直接の公的または私的な支出が二十世紀半ばまでほとんど存在していなかったという事実は、女性をさらに抑圧し、教育的であるよりも搾取的なシステムのなかで彼女たちを孤立させるだけであった。

看護師のニーズを無視するという国民の態度とともに、病院の態度は、看護師の教育をその施設にとって重要ではないものとみなす姿勢のひとつにとどめた。この姿勢は、病院管理者であり、後に米国病院協会会長となったロバート・E・ネフ（Robert E. Neff）による一九二九年のコメントからも明らかである。「看護教育の病院に対する費用」と題して、看護師たちのグループに宛てて、ネフは次のように述べている。

看護教育を最初に考慮すべきことに位置づけることは期待できない。何人の学生が適切に教育されればよいかということではなく、病院における看護業務のニーズが、こんにち私たちが私たちの訓練学校を運営する基礎になっているようである。病院は、看護師の教育をその主要な目標のひとつとして言及することを誇りに思っているが、他の部門が（中略）苦しむほど看護教育の発展に貢献することができない[24]。

病院は、自分たちの学校を「誇りに思っている」にもかかわらず、看護業務からの収入を病院の他の部分の発展に用いる程度まで看護の価値を下げた。彼のスピーチの表題にもかかわらず、ネフは「総合病院の大部分は、自分たちの訓練学校との関係によって、財政的に利益をあげている」[25]と述べた。

米国病院協会の会員たちは、患者ケアや女性たちの社会的貢献と職業的貢献が、看護師を教育するための搾取的ではない方法によって強化されるとは考えていなかった。学校の私的所有権を保持し続け、既存の徒弟制度に徹底的にこだわることを望んでいる米国病院協会の理事会は、その組織の統一見解と立場を一九二五年に表明した。

われわれは看護師が多くの必須科目の理論と実践の基礎教育を受けるべきであるという意見を理解しているが、予備的教育、理論的訓練、そして専門化された部門教育を病院付属看護学校より上位に位置づけるどのようなシステムによっても、看護専門職の価値が高まるとは信じていない[26]。

病院付属看護学校を維持することの背後にある商業的精神構造によって、これらの施設は、経済的にも職業的にも、両方の意味で女性の抑圧のための主要な装置であった。看護専門職の発展は、看護師の教育が、自分たちの労働のために自分たちを不当に利用することを望む人たちの管理下に委《ゆだ》ねられている環境のなかでは、達成されることができなかった。実際のところ、社会現象としての徒弟制度は、抑圧された集団を隷属された地位に留めておく手段として用いられることが多く、アメリカでさえ奴隷と年季奉公人の両方にとってそのことは「奴隷状態と自由とのあいだの移行段階」としてしばらくのあいだ役に立った[27]。

看護師は抑圧的な徒弟制度の心理的影響から逃れられなかった。多くの看護師は、自分たちの劣等感と医学専門職に対するみずからの隷属の必要性を確信し、みずからを抑圧し、その持続する存在を支えるために機能するシステムと同一とみなした。看護師は病院での訓練の美徳を信じることを学んだ。これらの施設内での早期の条件づけは、みずからの抑圧者という大義を助ける女性の能力を強化した。

徒弟中の看護師たちは、病院に忠誠を尽くし、従順で聞き分けがよく、劣悪な労働条件と厳格な規律を受けいれるように教えられた。抑圧的な教育実践は、権威に対する敬意と、「主人である」施設と医師に対する疑うことのない忠誠心を、彼女たちに植えつけた。看護師たちは、自分の職業的能力の開発を妨げるシステムの道徳的、社会的な意味を問うような教育を受けていなかった。徒弟制度教育は、設計的に、リベラルで総合的な教育を提供しない。それは、ほとんどの場合、知的成長を抑制し、支配的な慣習、伝統、そして現状を維持するための取り組みに、喜んで従う労働者を育成するだけである。

徒弟制度は、病院業界にとって利益のあるビジネス合意として役に立ったが、特に女性たちの労働に関しては不経済であった。看護における実践を拡大することの複雑さは、現在、大学でのさらなる年限の正式な教育を必要としている。多くの病院付属看護学校の卒業生は、実践分野の変化に対して適切な育成を行うための努力の一環として数年を費やす。他の者は、必要な高等教育を受けることができず、責任が大きいが、士気と関心が低い、単調で型どおりの病院業務を強いられる。そのため、多くの女性たちが欲求不満のために現場を離れる。

医師と病院管理者は、わが国のヘルスケア施設に批判的な人たちでさえ、患者が受けるケアの質と看護師の教育とのあいだに多くの関係があることに、いまだに気づいていない。医師のなかには、病院付属看護学校は維持されなければならないと、いまだに主張する者もいる。それは質の高いケアにおける重要な要因であるが、ほとんどの場合、患者に対するケアの大部分を提供する女性の教育は、まだ十分な注意を集めていない。質の高い看護の重要性は、ヘルスケアに関する考察のなかでさえめったに言及されていない。国民が最新の「危機」とヘルスケアの提供システムの欠陥をある程度理解するには、この分野における最大の実践家集団を理解することが不可欠である。

# 第3章　看護学生は学生なのか？
# それとも労働者なのか？

看護における多くの問題は、アメリカ社会の他の労働者集団が遭遇する問題と密接に対応して並行していた。病院経営者による、労働力としての徒弟看護師の搾取が習慣化していたために、彼女たちに期待される長時間労働が物議をかもす問題となった。条件は病院によって異なり、評判のよい施設ほど改善されていることが多かったが、経営者側の考えを支配する財政的判断は、通常、長時間労働と劣悪な労働条件を意味していた。
長時間労働は、何十年にもわたって、看護職と関係が深かった。多くの無垢で隷属的な看護師たちは、一日あたり十時間から十二時間の労働が責任範囲であり、患者と病院の利益にとって必要であると信じさせられていたが、その他の看護師はこの実践に批判的であった。学生の健康をいつも心配していたメアリー・アデレイド・ナッティング（Mary Adelaide Nutting）は、この実践を公然と糾弾した最初の看護指導者のひとりであった。一八九六年、米国訓練学校監督者協会 American Society of Superintendents of Training Schools（後に全米看護連盟 National League for Nursing, NLN）での演説の際、ナッティングは長時間労働の理由について話した。

不合理な長時間サービスの起源についての説明は、（中略）一般的には、十分な数の看護学生に対する対策ができていなかったという事実にあります。病院管理におけるこのような経済的な試みは、賢明ではなく、あまり強く非難することはありません[1]。

次に、ナッティングは、男性労働者の勤務時間と看護学生の勤務時間とを比較した。

看護のように比較という目的に十分に役立つ仕事は他にありませんが、最初に思い浮かぶのは、週に五十六時間から六十時間が、男性労働者の公正な労働時間であると一般に考えられていることです。被雇用者に一日に十時間以上働くことを要求する業界はほとんどなく、日曜日は、通常は仕事から解放されているという私の指摘は正しいと信じています。さまざまな業界と訓練学校を実際に比較したり、あるいはさまざまな賃金労働者と教育施設で訓練されている学生とを比較することもできませんが、訓練学校の学生は妻や家族を支えるために働いている男性より、さらにがんばって働いているかもしれません。というのもここでは、女性にとって最も困難で責任のある仕事のひとつで、特定の種類の教育を受けるための唯一の方法が、週に六十時間働くことではなく、その時間から一〇五時間までのさまざまな時間数を働くことだからです[2]。

ナッティングの意見では、病棟勤務の長い時間、学生は奴隷の立場に置かれていたというのである。彼女は、不公正で、無知で、近視眼的な方針に基づいていると、こうした実践を糾弾した。他の看護の指導者とともにナッティングは、学生が一日に九時間から十三時間まで働き、さらに夕方の授業や講義があっても働くという、一般的に持たれている見方に特に批判的であった。一八九七年時点で、ボルチモアのジョンズ・ホプキンス大学病院の看護学校（当時はナッティングによって率いられていた）だけが一日八時間を基本に運営されていた。この実践は、主に病院が看護学生を自分たちの学生としてよりも看護職員と考えていたために、全国的に採用されなかった。徒弟中の若い女性を主な看護職員として用いるこの実践は、二十世紀半ば以降も続き、何十年にもわたって病院の費用が人為的に低く抑えられてきた理由のひとつであり、私たちのヘルスケアシステムがなお対処しなければならない問題をつくりだしている。

この看護学生の悪用についてのナッティングの糾弾はほとんど効果がなかった。次の十年で、長期間労働の問題は他の論争に巻き込まれるようになった。ひとつは看護師が全国的な労働運動の一部になるべきかどうかということであり、もうひとつは州議会が病院内の徒弟制度的訓練課程と人員配置方法の規制に関与すべきかどうかということである。長時間労働はまた、訓練課程を真に教育的なプロセスにすることに向けてのあらゆる重要な進歩を妨げた。すなわち、一日の労働時間が短ければ、学生たちが実際に学習課題に取り組むいくらかの時間を確保できただろう。

ナッティングが長時間労働を糾弾してからほぼ十年後、ナショナル・ホスピタル・レコード誌に記された社説によって示されているように、反対勢力はこの問題を混乱させ続けた。編集者は、病院と関連があるすべての人たち――経営責任者から「身分の低いインターン」に至るまで――が、確かに短時間労働を望んでいると書いていた。しかし、病院は工場やデパートのようなものではないと彼は宣言した。患者のニーズは一日あたり八時間に限定させることはできない――看護師はほとんど同意できないコメントであるが、彼はこの点を見逃していた。この社説はさらに次のように述べている。

病院生活は緊急事態に満ちていて、そのニーズをすべて列挙することはできず、また、その救命活動を妨げるいかなる形態の法律制定も、遅かれ早かれ、国民の不承認のもとで禁止されることは確実である。たとえそれが確保されたとしても、そのような法律はどのように施行できるのだろうか[3]?

商店や工場のように病院も夕方六時に閉まるべきだとは誰も主張しなかった。より短い労働時間の必要性は、看護スタッフが学生であると推測され、学習課題のための時間が与えられるべきである若い女性で構成されていたためである。さらに、病院はこれらの学生たちをそのように長い時間働かせたので、グラデュエイト・ナース《卒業生である看護師》を雇って、給与を支払う必要がおそらくなかったのだろう。

付け加えると、明らかに長時間働いていた「身分の低いインターン（lowly intern）」と資格を有する医師は、彼らの労働に対する対価をすでに受けとったか、あるいは将来受けとることが期待された。当時の医師たちは、医学の実践で多くの金銭が得られることに気づきはじめ、労働時間と報酬とのあいだの直接的な関係を知っていた。他方、グラデュエイト・ナース《卒業生である看護師》は、彼女が喜んで働いた時間数に関係なく、在宅サービス機関や公共サービス機関で低賃金の職を見つけることができるのは幸運であることが多かった。

編集者が言及したこの「国民の不承認のもとでの禁止」は病院自体に降りかかり、せいぜい一年か二年しか訓練されていない、そして教員によって監視されていない若い女性によって、患者が多くの時間ケアされていたことに国民が気づいた。ナッティングは、この状況に国民の注目を集める努力を続け、一九一八年にマサチューセッツ州国防評議会の委員長であるミセス・F・S・ミード（Mrs. F. S. Meade）に宛てて手紙を書き、病院における労働条件の研究について考えるように促した。ナッティングはミードにこう書いている。

病人をケアするという人間味があり慈悲深い目的に捧げられた病院の実務のこのような状況は、最も厳しい批判を受けやすいと思われ、どの都市の優れた代表者たちも、そのことを知っていれば、そのような事態が存在することを望んでいるとは、私は思えません。私たちの偉大な産業における男性の一日八時間労働を確保するための法律を進んで策定しているときに、私たちが知っているみずからの施設に存在するこの状態を説明しなければならないのは、私には衝撃的に思えます。[4]

国民は、病院のなかで、誰が、何を、どのくらいの期間行ったのかという論争に、ほとんど気づいていなかった。一九一八年に、ニューヨーク市のコロンビア大学ティーチャーズカレッジ看護教育部門の職員であるイザベル・スチュアート（Isabel Stewart）に宛てた手紙は、このことを説明している。病院付属看護学校における仕事の状況を改善するための看護専門職、またはその他の誰かのどのような大きな努力にも気づかないで、バージニア州の医師であるW・A・ベイカー（W. A. Baker）は、スチュアートに宛てて次のように書いている。

私は、是正されるべき不正行為に注意を向けるように促したいと思います。すなわち、看護学生に求められる長時間のサービスのことです。

私たちには犬・馬・鳥・魚を大切にする社会はありますが、結局のところ、看護学生に援助の手を差しのべるどのような社会や個人のことも聞いたことがありません。[5]

ベイカーは、「良心的な」医師とグラデュエイト・ナース《卒業生である看護師》が、若い女性が参入する分野としての看護を推奨するのをますます躊躇するようになっていると意見を述べ、さらに次のように続けた。

> 私たちの政府は屈強な男性の勤務時間を八時間に規制しています。看護学生のようなうんざりでイライラする仕事をしている鉄道マンや男性政府職員を私は知りません。
> 　連続する十時間も硬い床のうえを無謀なスピードで行き来することを若い女性に求めることは、ほとんど犯罪的であると私は思います。（中略）それから、いくつかの訓練学校は、何週間にもわたる夜間勤務に十二時間を要求しています。特別任務が十六時間というアイデア！　恐怖の極み――まるでスペインの異端審問所を思い出させます。[6]

ベイカーの手紙は、二つの理由から特に興味深い。第一に、彼は現役の医師であるにもかかわらず、看護や他のあらゆる組織化された集団が病院付属学校における不正使用を減らすためのキャンペーンを積極的に行っていることに気づいていなかった。第二に、ベイカーには、彼の反対にもかかわらず、看護師になることを決心した二人の娘がいた。彼の手紙は、彼がよい水準と人間味のある労働環境を維持している学校に関する情報を入手しようとしたことがきっかけだった。彼は、彼が慣れ親しんでいる種類の学校に、自分自身の子どもたちが入学する姿を見たいとは思わなかった。

ベイカーのコメントは、全国レベルや州レベルで病院の問題の解決に専心する健康分野の人たちによる集団行動の欠如を実証している。もし、改善への顕著な動きがあれば、ベイカーのような興味を抱く男性は、それをきっと知っていただろう。コロンビア大学ティーチャーズカレッジ看護学部門を当時率いていたナッティングは、長いあいだ、そのような不正行為を積極的に正そうとしていたことから、ベイカーの手紙に応えた。彼女は、看護師たちがしばらくのあいだ彼が話した悪条件を正そうとしたことを指摘した。彼女は、病院の管理者と理事会が訓練学校における労働時間とその他の実践を決定し、組織化された看護《オーガナイズド・ナーシング》の努力は改善をほとんど達成できなかったと述べた。彼女が提案したのは以下の通りである。

この問題全体に対して、医学専門職ほど大きな影響を行使できる人はいないでしょうし、その結果、あなたの手紙は本当の満足感を私にもたらし、合理的なあらゆる期間内に私たちの自助努力によって到達することを私たちが期待できるよりも、問題全体の解決策に私たちをより近づけるのは、医師のパワーの範囲内であると私は信じているからです[7]。

このナッティングとスチュアートとのやりとりに続いて、ベイカーは病院改革への取り組みの必要性を彼の同僚に知らせることに着手した。一九一九年九月に、彼は「目に余る不正行為」と呼ばれる論文を彼の郡医師会に発表し、そのなかで彼は「不当利益」とその結果としての「若い女性たちの健康とさらなる有用性の破壊」を攻撃した[8]。この状況に対する彼の個人的な関心にもかかわらず、ベイカーはあまり誇張しなかった。さらに、彼の興味は、この主題に関する彼自身の研究を促した。

ベイカーは、彼の医学専門職の同僚の多くが病院の状態を修正することに関して、ほとんど気にかけていなかったか、あるいはまったく気にかけていなかったと信じる理由があった。彼は米国医師会誌（*Journal of the American Medical Association*, JAMA）に論文を書いていたが、この雑誌の編集者は「あらゆる配慮を払って学生に対処している学校が非常に多い」と考えたために、その論文の公表を拒否した。ベイカーは、自分の論文が「熱狂的すぎた」か、あるいは「編集者には、干渉したくない、いわゆる訓練学校を運営している数名の友人がいるのかもしれない」と推測するようになった[9]。

いずれにしても、この医師は態度を明確にすることの重要性を地元の同僚たちにはっきりと理解させ、彼らは過度に長時間の勤務を要求するアメリカの病院の習慣を非難する決議を全会一致で可決した。この決議は、この実践を禁止する法律を制定することをヴァージニア州議会に要請したが、無視された。

翌年、全国看護教育連盟（National League of Nursing Education）は、法律の助けを借りずにこれらの状態を改善するために、さまざまなタイプのキャンペーンを開始した。彼女たちの努力は、一九二三年までに国内のより優れた学校のいくつかが学生に対する週五六時間労働を達成したことから、ある程度の効果をもたらした。学校の大多数がまだ「七日間に一日の休息日を与える」[10]ことができなかったので、このことはほんのわずかな前進にすぎなかった。さらに、多くの学校の一週間あたりの労働時間には、授業に費やした時間が含まれていなかった――これは学生のスケジュールにさらに追加された時間であった。病院は、看護を行うプロセスに積極的に従事しているあいだに学生が知る必要のあるそのほとんどすべてを彼女たちは学ぶことができるとみなしていた。

より短い一日あたりの労働時間を獲得することに対する看護師たちの関心のたかまりは、部分的には労働運動と同じような関心の副産物であったが、より短い労働時間は彼女たちらの教育の改善にとっても望ましいと考えられた。しかし、病院管理者の代表は、より短い一日あたりの労働時間というアイデアを望ましいものとはまったくみなさなかった。管理者のなかには、この主題に関する論説や会議の数からも明らかなように、労働運動が病院に及ぼしはじめている影響に対する憤りを公然と表明する者もいた。

カリフォルニア州の病院は、これらの施設が女性被雇用者の労働時間を短縮することを目的とした立法措置を免除されるという原則の最初の例外となった。カリフォルニア州で女性たちが働くことのできる時間を規制する法律の条項に病院を含めることは、十年以上続くヘルスケア部門における全国的な論争を巻き起こした。

一九一一年、カリフォルニア州議会は女性が働ける時間数を制限したが、この法律は病院に雇用されているほぼ完全に看護学生であった女性を含んでいなかった。次の二年間、法律の保護のもとに、これらの若い女性を含めるようにと圧力が高まった。カリフォルニア州産業委員会の一員であるチャールズ・ファーウェル・エドソン夫人(Mrs. Charles Farwell Edson)は、一九一五年に開催された会議で、以下のようなことを思い起こした。

私はすぐに、病棟にいた人たちや学生である若い女性の親戚から聞きとりをはじめました。この人たちは、カリフォルニア州において、女性の八時間労働を定めた法律が存在しているのに、なぜこれらの若い女性たちがそのような保護の特権を持っていないのか理解していませんでした。苦情につぐ苦情がロサンゼルスとサンフランシスコの事務所に寄せられました。(中略)絶えず寄せられる苦情は、看護学生を含める修正条項が価値の高いものであることを私たちに信じさせました[11]。

主としてカリフォルニア州における労働運動によるプレッシャーの結果として、州議会は、一九一一年法の規定のもとに、看護学生たちを保護する法案を可決した。この法案は一九一三年に制定され、その規定のもとで、病院すなわち看護学生を含めた労働法の国内での最初の実例となった。その可決の年に、全国看護教育連盟に報告された。

カリフォルニア州において、州知事は、一日八時間労働を規定し、病院の看護学生に適用される女性保護法案に署名しました。この法案はさらに多くのことを行います。この法案は、週四十八時間労働を規定し、したがって歴史上はじめて看護学生として知られている働く女性の授業が週に一日休みになることになります[12]。

この熱烈な評価にもかかわらず、多くの看護師は、この法律が看護師たちを売買される商品としての労働者に分類したために、これに反対した。この法案の採択は、現在すべての近代的な病院で用いられている三つの八時間労働勤務帯の人員配置パターンを導いた。一日八時間労働は、一度に同じ数の女性たちを維持することから、病院は半数多い看護職員を雇用しなければならないということを意味していた。

病院管理者はこの法案に激しく反対した。この法案は、看護職員の増員を必要としただけでなく、病院の収入源として看護学生を用いる権限も制限した。この法律の付帯条項により、病院が私的な症例に取り組んでいる看護学生のサービスに課金することを違法にした。このことは、特に小さな私立病院にとって、かなりの収入の損失を意味した。二年後、カリフォルニア州の病院がこの法律の変更を最後に試みたとき、サンフランシスコ労働評議会の代表者による証言は、これがどれほどの可能性があるかを示していた。

調査は、看護学生が不当に低賃金で過剰労働をしていることを示している。まだ卒業していない看護学生は、月に十五ドルから十二・五〇ドル受けとり、一方、患者は看護学生のサービスに対して週二五ドル、学生委員会に七ドルから十ドル課金され、病院にはそれぞれの学生あたり月に約一二五ドルの利益をもたらした[13]。

私立病院の所有者たちは、看護学生を利用して副収入をつくりだすことが最も多いために、この法律に最も積極的に反対した。カリフォルニア州パサデナの看護師は次のように報告した。

手術台のうえで生命を危険にさらしている、または危険にさらすかもしれないこと、そして患者が法律をほのめかして拒否され、患者に不条理な措置が行われたままにしたのを許した責任があると感じさせられて、医師がそのサービスに不満を抱いていることは、入院率を上昇させていると言われている。（中略）この法律を悪意のあるものに見せかけ、この法律に従うよりも、むしろ関わりがある人たち全員の利益に弊害をもたらす、または少なくともこの法律の精神に従わせる傾向が顕著になってきている。病院にとっての最大の損失は、疑いもなく、特別任務の看護学生からの収益である。一部の施設では、看護師の四〇％が特別症例に従事していたと私たちが信じるに足る根拠がある場合、この収入がどれほど大きなものであったか見積もることができる。高い頻度で徒弟看護師は特別任務に割りあてられ、一部の看護師は、学生看護師として在籍していたあいだの三分の二の時間が特別任務に割りあてられたと推定している[14]。

結局のところ、合衆国最高裁判所がこの論争に巻きこまれた。カリフォルニア州の病院の代表者たちは、この法律が看護学生の契約の自由を侵害しているために違憲であると主張し、彼らの訴訟を法廷に持ちこんだ。一九一五年に書かれたこの法廷の判決理由の一部を読んでみよう。

病院における看護学生の雇用時間の制限は、病院において患者のすぐそばに寄り添い、患者を看護する重荷を負うこれらの人たちが学習科目に参加する学生であり、そのような訓練されている女性の法的保護の妥当性は疑問の余地がないため、契約の自由の違憲的侵害ではない[15]。

この最高裁判決の重要な点は、看護学生は、学生であるのと同じように、労働する女性であるという含意であり、多くの看護師にとって納得しがたい判断であった。看護師たちは、結局のところ、何年ものあいだ、看護学生を労働者としてではなく、むしろ職業のために訓練されている女性として認めさせようとした。残念なことに、これらの女性はだいたいにおいて現実を無視していた。病院は、他の多くの業界組織が当時の自分の被雇用者たちの労働力を搾取したのと同じように、自分たちの徒弟看護師たちの労働力を搾取した。これらの看護師は——労働者として分類されることが彼女たちの職業的地位の獲得にほとんど助けとならなかった——核心をついていた。しかし、看護師のための法律制定を勝ちとる他の試みは何ももたらさなかった。すなわち、法律で定められた訓練基準もなく、自分たちを看護師と呼称しようとする人の義務的な登録もなかった。

この論争は、広く尊敬されている活動家看護師であるアニー・W・グッドリッチ（Annie W. Goodrich）によって、最もうまくまとめられた。彼女は、一九一五年の全国看護教育連盟で、以下のように同僚たちに話した。

私たちの学校が本当に学校であるのなら、いかなる労働法のもとにあることも、学校にとってはありえないことでしょう。（中略）八時間労働法を施行する義務を労働組織が請けおったときに、この病院と訓練学校に対する最大の告発が行われました。労働組織がこの法律を有効にしていなかったなら、この法律が有効にされただろうとは私は思いません。[16]

このように、カリフォルニア州法をめぐる争いは、実際には看護師の訓練に関する争いの一部であった。看護師の訓練を修了した若い女性たちに授与される修了証書とナースキャップは、彼女たちが人体とそれを襲うかもしれない病気に関する十分な知識を習得したことを意味しているのだろうか？　あるいは、彼女たちが、二、三年のあいだに、ベッドパン（床上便器）を空にし、包帯を巻き、ベッドメイキングを行ってきたことを意味しているのだろうか？　労働時間数は、トレインド・ナース《訓練された看護師》の機能がどうあるべきかという基本的な問題に付随するものである。カリフォルニア州法とそれが意味する労働組合との連立を支持するかどうかにかかわらず、看護の指導者たちは誰も、八時間労働を終えたからといって、看護学生が手術の途中で退出すべきである、または貧しい患者を放置すべきであるとは主張しなかった。問題は、大部分の看護学生が、徒弟中の病院で責任のある機能を果たしているが、それと同じ病院がこれらの若い女性の機能が受けるべき地位と尊厳を彼女に与えることを拒絶したということであり、そのことは主に彼女の性別のためであった。

　カリフォルニア州の新しい法律は、グラデュエイト・ナース《卒業生である看護師》には適用されず、病院業務でも、私的任務でも、希望するどのような時間数でも自由に働くことができた。カリフォルニア州産業委員会のエドソン夫人は、この法律の熱烈な支持者であるが、その可決の年に次のように説明した。

　グラデュエイト・ナース《卒業生である看護師》はいまもなお自分が選んだだけ働くことが許されていますが、

看護学生に、トレインド・ナース《訓練された看護師》に課せられるのと同程度の料金で、熟練した注意が必要な症例に、一度に何週間も配置することを許すことは、国民にとって不公正であると私たちは感じます。このことは看護師と患者に不利益を頻繁にもたらしてきました。患者は看護師の頻繁な交代を嫌うために、トレインド・ナース《訓練された看護師》は重症例に対してだけ担当することが必要になり、そのことは八時間労働法の施行にとってはよいことでしたが、商業的病院に対する敵意を刺激し、熟練した注意を払うために、より高い賃金を支払うことを強いました。しかし、この変化から病院が利益を得なかったとしても、国民は利益を得ることになります。[17]

この法律による影響はほとんどなかったが、カリフォルニア州におけるグラデュエイト・ナース《卒業生である看護師》は、この法律に反対する当然の理由があった。それは彼女たちの訓練が職業的な育成だけではなく、むしろ労働であったことを含意していただけでなく、それがカリフォルニア州の病院に課した制限により、グラデュエイト・ナース《卒業生である看護師》の完全雇用の機会を実質的に改善しなかった。病院は、その看護職員としての機能を果たすために卒業生を雇ったり、金銭を支払ったりするのではなく、むしろ徒弟制度課程に入学する女性の人数を増やしただけであった。このことはもちろん、病院が次々とグラデュエイト・ナース《卒業生である看護師》を輩出するにつれ、失業問題を増大させた。

一九一四年、パシフィック・コースト・ジャーナル・オブ・ナーシング *Pacific Coast Journal of Nursing* 誌は、看護師の大幅な供給過剰を報告した。卒業生は、十分な仕事がないために、「日々、登録簿から目を背けていた」。卒業生は、「単なる観光客として」と「簡単に生計を立てることを期待せずに」カリフォルニア州に来るように強く勧められた[18]。カリフォルニア州は、就職先を見つけることを希望してこの州に漂流してくるかもしれない「流れ者」は言うまでもなく、この州自身の卒業生も吸収することができなかった。「流れ者」という言葉は、まさに、就職先を探すうえでグラデュエイト・ナース《卒業生である看護師》を説明するために頻繁に用いられる用語——看護師が仕事から仕事へ、都市から都市へ、そしてそれほど頻繁ではないが州から州へ漂流することを描写するあからさまな用語——である。「流れ者」は、根なし草であり、渡り労働者であり、そして職を探して絶えず移動する者であると批判された。これらがあいまって、病院職員にとっては、雇用候補者としてあまり望ましくない者になった。

看護師自身によって提案された労働法に対する反対は、変化を主張するうえで組織化された看護《オーガナイズド・ナーシング》が直面する困難の一部であった。多くの看護師は、訓練中に彼女たちに必要とされた長時間労働の困難を不快に思っていたが、その必要性を疑問に思うことはどうやらめったになかったようである。このような疑問の余地のない隷属性は、訓練の徒弟制度から生じるのに違いない。その歴史のほとんどの時代の看護の場合のように、職業それ自体がほとんど自立した地位を持たないとき、隷属的な女性が何世紀にもわたって行ってきたように、実践家たちは自分たちが働いている施設での地位を引き受けることになる。どのような労働との同一化も、このあやふやな価値観を弱体化するだろう。

　カリフォルニア州法がそうであったように、労働条件を改善し、看護師たちの搾取を減らすための組織化された看護《オーガナイズド・ナーシング》の取り組みは、多くの看護師自身によって誤解されることが多かった。彼女たちは、みずからの実践を規制する法律を支持した看護師たちに投げつけられた「労働組合主義者」「階級志向」「反米的」という名前で呼ばれることに激怒した[19]。加えて、売買される商品として看護が労働と分類されることは、教育水準を向上させることに反対する人たちにもうひとつ別の根拠を提供した。労働者は、職業的な育成教育は言うまでもなく、高等教育も要求されなかった。

　カリフォルニア州の組織化された看護《オーガナイズド・ナーシング》の多くの代表者は、この法律に断固として反対し、その可決に反対するキャンペーンを積極的に行った。カリフォルニア州看護師協会で活躍し、州の看護師実践法の主な支持者であったアンナ・C・ヤメ（Anna C. Jamme）は、この法案に反対した多くの人のひとりであった。彼女は、一日あたりのより短い労働時間の必要性には反対していなかったが、それは全米の看護師協会がより「威厳のある方法」で長時間労働の問題を解決できることを望んでいたからである[20]。ヤメは、このことについてまったく違ったふうに思っているコロンビア大学ティーチャーズカレッジのメアリー・アデレイド・ナッティングに宛てた一九一三年の手紙のなかで、自分の懸念を明らかにした。ナッティングは次のように返答した。

看護職の尊厳について、私は本当に少しも心配していませんし、あなたがいつの日か私に同意してくれるものと確信しています。あなたの立法者たちが述べているように、看護師たちはどこにいても過剰労働で、低賃金であることはまったくのところ真実です。労働の真の尊厳を信じる人たちのなかで私たちは上位にランクづけされるべきで、労働する人たちを助けるための労働組織の取り組みから何かよいことだけが得られると思うべきではありません[21]。

別のヤメ宛の手紙のなかで、ナッティングは、長時間労働の問題と病院の労働者の状態を改善するための労働組織の取り組みに対する自分の見解をさらに強く強調した。

> ご存知のように、私はいつも看護師に対するより短い労働時間を支持してきました。（中略）看護学生とグラデュエイト・ナース《卒業生である看護師》にいま要求される病院内外での労働時間は、抑圧的であり、労働者の健康に対する、そして彼女がある意味で間接的にケアしている人の健康と福利に対する脅威であると私は思います。私は一日あたり、そして一晩あたり八時間の労働を強固に支持し、全国の慈善家たちやその他の人たちが、自分たちの学生やその他の労働者、そのなかに私は病院の若いインターン医師も含めますが、そうした人たちの労働条件を適切に確保することを望まない、あるいは確保することができない場合、私の意見では、この問題に踏み込み、統制するときが来たと思います。そうすることで尊厳が実際に失われることはないと私は思いますが、それでも、なんらかの形で私たちの職業の尊厳が損なわれ、看護の地位が低められることについて、あなたがたすべてがどのように感じているか私は知っていますし、他の方法で私たちの労働者たちのための正しい条件を確保することができることを望んでいます。半世紀以上にわたる経験から、このことは達成することが不可能ではないにしても、むずかしいことであると思われます。[22]

他のカリフォルニア州の看護師たちもナッティングの立場を支持した。個人開業の多くの看護師の視点を代表して、看護を労働に含めることを理由にこの法案に反対した看護の指導者の行動に当惑した。カリフォルニア州ロサンゼルス在住の看護師は、この問題に関する意見が分かれていることについてナッティングに宛てて手紙を書いている。

いま、私たちは、すべての病院当局、ほとんどの訓練学校の最高経営責任者、そして一般の医学専門職など、それらのすべてが法律の撤回を求めてやかましく騒ぎ立て、さらにそうした法律の必要性が非常に明瞭に示されるという奇妙な光景を経験しています。

訓練学校を管理する人たちの態度は、グラデュエイト・ナース《卒業生である看護師》を困惑させるものです。この法律に対するこのような激しい敵意を示さずに、なぜ彼らが自分たちの八時間労働制——いまここですべての訓練学校で確立されているべき制度——を一気に開始しなかったのか、驚かざるをえません。このことによって、新聞に対して病院が与えた多くの奇妙な理由と同じように、この法律の意味に関して、一般の人たちに誤った印象を伝えました。あらゆる合理的な修正に喜んで投票する多くの看護師は、いまは看護学生のためのもの以外のすべての同情を失い、八時間労働法の撤回に反対するために、すべての影響力を行使すると決定しました[23]。

カリフォルニア州の病院はこの法律を順守したが、それはしぶしぶでしかなかった。一九一五年、すなわち最高裁判所の決定の年に、カリフォルニア大学病院の最高経営責任者であり、当時の米国病院協会の理事長であった医師H・T・サマーズギル（H. T. Summersgill）は、この協会の会員に対するこの法律の影響について不満を述べた。

看護師のための八時間労働法に関するたくさんの賛否両論の意見が述べられ、執筆されてきた。この法律の合憲性は合衆国最高裁判所によって可決された。（中略）表面的には、この法律はアメリカ合衆国憲法の原則に反しているばかりでなく、人間性のすべての原則に反しているように見える。なぜなら、私たちはすべて、病人の世話に従事する付添人、看護師、そしてその他の人の労働時間を厳密に制限することが不可能であることを理解しているからである[24]。

サマーズギルは二つの方法――専門職としての、そして労働者としての看護業務――でそのことを獲得しようとした。一方で彼は、要求される条件である限り、すべての労働時間で対応できることを彼の看護職員たちに望み、それは労働者ではなく、専門職に課せられる義務であった。他方で彼は、自分の目上の人に質問することを決して想定しない隷属的な若い女性だけで純粋に構成されることを、その多くのことが必要とされる彼の看護業務のなかで望んでいた。
　最高裁判所の判決がそれらに反対したあとでも、カリフォルニア州の病院所有者は、この法律の制限と闘い続けた。彼らは、訓練の最終学年に一日八時間以上学生たちが働くことのできる一九一三年法の修正に努力を集中した。幸運なことに、この修正案は委員会から外部に決して出ることはなかった。

　常に専門職の地位を目指した組織化された看護《オーガナイズド・ナーシング》は、みずからの分野における実践を管理するための立法措置を開始したかった。一九一五年の全国看護教育連盟の大会で、一部の会員が、職業的な基準と成長を強化するような一種の法的規制を獲得するための看護の取り組みに対する脅威であるかどうかを推測し、カリフォルニア州における出来事についての問題を提起した。この大会で、看護以外の職業における女性に対する長時間労働の悪影響を疑問の余地なく実証した、全国で行われたさまざまな研究の報告に多くの議論が集中した。看護においてはとくに、一日あたりの労働時間がより短いことと、仕事に対する注意力とのつながりを示すことができた。ある発表者はこの連盟の懸念を次のように要約した。

私が知る限り、唯一の州――カリフォルニア州――だけが、病院と訓練学校を包含し、工場の女性と同じように、看護師のための勤務時間を管理しています。このことを考慮すると、私たちは自分自身のために法律を制定するという特権を取りさられる大きな危険にさらされているのではないでしょうか？　看護師の長時間労働の悪影響に気づいているいくつかの他の団体は、私たちが認識し確立すべき基準にしたがうように、他の州においても労働法によって私たちに強いるかもしれません。

考慮すべきひとつの問題は、労働法の規制を超えて自分自身をどのように位置づけることができるかということです。看護の団体として、より短い労働時間が要求されているということに私たちは気づかなければなりません。そして、私たちの州の法案（看護師実践法）にその趣旨の条項を設け、登録された訓練学校を批判や非難よりも優先させることはできないでしょうか？　そうすれば、可能な限り迅速に、訓練学校を大学の教育要件に準拠させることなく、専門職としての基盤のうえに看護を位置づけることになります。「専門職」という言葉は、大学を連想する呼称に対してだけ、または大学かそのランクに認可される教育施設を通して修了証の学位が授与される呼称に対してだけ法的に適用できます[25]。

これらの看護教育者は、自分たちの問題が基本的に教育的な問題であると理解していた。彼女たちは、極端な搾取という持続的な条件のもとでの学生の労働時間を規制する法律が正当化されることを承認した。アニー・W・グッドリッチ（Annie W. Goodrich）が、「学校が本当に学校であるのなら、いかなる労働法のもとにあることも、学校にとってはありえないことでしょう」と部分的にコメントしたのはこの会議においてであり、この問題をうまく要約している。

これらの看護教育者はまた、自分たちが病院付属看護学校の状態を改善するためにはほとんど無力であることにも気づいていた。確かに、徒弟制度に本来備わっている不正の圧倒的多数は、実際には労使間の対立であったため、労働運動が看護の問題のいくつかを解決するうえで役立っていたなら、改善はさらに迅速に達成されたかもしれない。看護師たちは、自分自身のことに対する影響力がほとんど完全に欠いていることに苦しんでいた。病院管理は、あらゆる公権力の範囲外であり、政策立案の完全なコントロール下にあったため、状況は改善しなかった。

病院管理者側は、病院の労働力によって提供されるサービスの質に関して、十分に関心を寄せていなかった。管理者たちは、病人をケアする明確な資格のある、適切に訓練された労働者の選択に対してほとんど考慮していなかった。一九三〇年代以前は、未熟な学生たちが行った作業と十分にトレインド・ナース《訓練された看護師》の実施したそれとのあいだに違いはなかった。さらに、人員配置のパターンの調査にほとんど合理的な注意が払われていなかった――一日に十時間、十二時間、そしてさらにそれ以上の時間を働く女性を獲得することは、品質または効率さえも保証するためにデザインされた手段ではほとんどなかった。

一九一九年に発表された論文のなかでイザベル・スチュアート（Isabel Stewart）は、看護師自身が訓練学校において持続している状態のさらなる改善を達成できなかった理由のいくつかを提示した。スチュアートは、看護師たちが病院に忠誠ではないと思われることを望まず、自分の出資者に対する「国民の敵意を喚起する」ことを望まなかったと述べた。スチュアートは、訓練学校の仕事に従事する看護師の大多数が、雇用主の「効率」と「名声」の両方を維持することに役立ちたいと望んでいたために、病院管理者側に自分を重ね合わす傾向があると主張した[26]。

看護師が訓練を受けるシステムである徒弟制度は、目上の人への強い信頼、協力したいという願望、そして自分自身や自分のニーズをあまりかえりみない傾向を植えつけるのに最も適した教育方法である。徒弟看護師にとって、高く評価されている「性格の統合性」とは、割りあてられた責任を遂行するうえでの信頼性と効率性の特性を含む、合意への厳守を意味した。これらの態度は特定の状況では望ましいが、協力的で同意可能であること、すなわち他者の幸福や他の誰かの利益のために自分自身をいつも否定することは、成長の不足や自分自身の影響力と仕事の領域における停滞状態へとつながることが多い。多くの場合、自分の目上の人たちを信頼する看護師は、一日に十時間から十二時間働くことが自分の責任であり、患者と病院の幸福にとって必要であると信じるように導かれた。スチュアートもこのうちのひとりである少数の看護師は、この実践に絶えず批判的であり、これらの「科学的で人道的な施設」は労働条件を改善するうえで「多くのあからさまに営利的な企業にはるかに遅れをとる」ことになりかねないと感じた[27]。

より短い一日の労働時間を守りつづけることは、徒弟制度を変えることはなく、訓練学校が学生を搾取する他のどのような手段も終わらせることもなく、それらが彼女たちに与えたと思われる「教育」という道化芝居をつくった。徒弟たちは、学校を維持している病院における看護業務の差し迫った需要を満たすのに十分な人数の入学を許可された。維持される資格はほとんどなく、入学基準は存在しないに等しいほど手ぬるいものであった。さらに、入学のためにあらかじめ設定された時期は存在しない。学生は、現在在籍中の人に欠員が生じると、年のどの時期でも受けいれられることが多かった。一九二三年に報告されたように、「徒弟中の看護師の集団は、年に三回、四回、五回、六回も、まれなことではなく、むしろより多く」の入学を認めることが通例の手続きであった。[28]

施設の教育または住居の提供に関係なく、差し迫った看護業務の需要を満たすために学生数を増加させるというこの実践は、カリフォルニア州の八時間労働法の結果によって例証される。病院は、訓練のために入学した学生の人数を単に増やすことによって、この法律の要件を満たした。したがって、この州におけるより短い労働時間は、雇用されるグラデュエイト・ナース《卒業生である看護師》数の増加ではなく、むしろ学生数の増加を意味した。明らかに、学校における八時間労働制は、看護学生が病院における作業負荷を担っているという事実を変えることはなかった。学生たちがさらに看護ケアを提供できるように、時間が調整され、人数が増加された。

学校システムを管理するうえで病院管理があり、この集団外部に徒弟制度の実践を規制する公的団体がないことから、徒弟たちに対する人数の制限はない。それぞれの病院は、看護師に対するコミュニティや国のニーズをほとんど考慮せず、病院独自のニーズを自由に満たすことができた。経営者側は、どのくらい多くの、あるいはどのくらい少ない人数の学生を訓練部門に入学させるかを決定するうえで、自分たちの施設における需要と供給の直近の要因にのみ反応した。このことがグラデュエイト・ナース《卒業生である看護師》や社会全体に与える影響を考慮した病院当局はほとんどなかった。

ヘルス・サイエンスの一分野としての看護はますます複雑になり続けていたが、一部の看護師、多くの医師、そして大多数の病院管理者は、徒弟制度が看護師を教育するために唯一の方法ではないとしても、最良の方法であるという立場に固執した。この論争を考慮して、看護学校における教育の提供は最小限に抑えられた。健康分野において権力を持つ人たちにとっては、徒弟制度による訓練の社会的有用性の低下よりも、徒弟看護師に対する自らの商業ベースの利益への関心が大きかった。

看護師として訓練された女性たちの数に制限がないことは、この職業において過密と競争を生みだし、公的および個人的な看護師の両方の搾取につながった。最後に、徒弟制度というシステムの改革の欠如は、質のうえで一様にひどいものであり、そのため社会的な需要を満たすことや社会の健康ニーズを変化させることには適さない一種の教育的育成を長続きさせた。

病院に対する学生の商業的価値は、看護における多くの問題の根底にあった。看護が社会に不可欠なサービスを提供したために、学生の搾取やその結果として生じる経済的競争、そして時代のニーズを満たすように適切にデザインされていない重要なヘルスケア従事者のための教育システムを取り巻く状況から、国民は長いあいだまぬがれることができなかった。

# 第4章　病人のための家政婦《ハウスキーパー》

訓練されていようといまいと、すべての「看護師たち」が同じ仕事を求めて競争したことから、規制されていない徒弟制度を通して受けられた不十分な教育による育成はさらに価値が下がることが多かった。看護実践を評価するための基準がほとんどなく、それに従事する人たちを管理する法律もなかったために、看護のための女性教育にはほとんど価値が置かれていなかった。実質的に、訓練学校のシステムは、学生を卒業生と同じくらいに有能であると考えていた。訓練されていない看護師は、自分の資格を問われることもほとんどなく、トレインド・ナース《訓練された看護師》のかわりになることができ、また実際になることが多かった。グラデュエイト・ナース《卒業生である看護師》は、病院が学生を看護職員として用いたために、学生との競争を強いられた。

より経験豊富な看護師と競争する若い学生という問題は、二十世紀への変わり目以前でさえ、米国訓練学校監督者協会の注目を集めた。一八九六年の全国大会における議論は、この状況をこれらの看護師たちがどう考えていたかを明らかにした。グラデュエイト・ナース《卒業生である看護師》は、病院の収入源として学生を使用することに特に批判的であった。ある報告によると、

　ほぼすべての学校は自分の学校の卒業生要覧を所有している。（しかし）、学生が選択された症例のところに派遣されるという非難が、後者によってよくなされる。そのた

め、最も深い敵意と憤りの感情が、学校に対して抱かれ、明らかな不利益を与えている[1]。

卒業生要覧（alumnae directory）は、卒業生が一般的に仕事を獲得する方法であった。病院は卒業生名簿を維持管理し、そのコミュニティの家族が看護師のサービスを求めたときに、卒業生が理屈から考えて適切な者に通知された。しかし実際には、病院が私的な症例をケアするために自分のところの学生たちを派遣した場合、彼女たちはその仕事を遂行するために派遣され、そのため卒業生は自分のサービスを有償で提供する機会を否定されたことになる。その結果は、失業問題が頻繁に発生した。

学生のサービスの対価を受けとる病院、および徒弟を派遣するか、卒業生を呼び出すかのいずれかを決定する病院当局とともに、このシステムがその通りに機能したために、看護の実践から生じるほんのわずかな経済的報酬のために、実際に「完成品」は病院の「原材料」と競争した。病院は教育システムを管理するだけでなく、雇用制度も管理し、卒業生から就職の機会を奪った。一八九六年の米国訓練学校監督者協会の会合でペンシルベニア州の看護師が指摘したように、「学生と卒業生たちの競争」は「公正」ではなかった。彼女の町では、一人か二人の学生が四人か五人の卒業生をしばらくのあいだ失業させ続けることができた[2]。

このシステムが実際にどのように機能しているか、国民は気づいていなかった。経済的な理由のために、家族は学生によるサービスを喜んで受けいれることが多かった。このサービスに対して、病院は卒業生が請求するよりもわずかに少額を請求した。ニューヨーク市ブルックリンのこの問題に関心のある看護師は、「看護師が卒業し実践に出たとき、いつも彼女に安値をつけることは不公正なことです。多くの人は、その仕事のために週に五ドル弱しか支払わなくてもすむために、(中略) 学生のほうを選択するのです」と述べた[3]。

疑いなく、医学を実践するために若い医学生を派遣することを、国民は受けいれないだろう。医師自身はみずからの職業的な基準の不正使用を容認しないだろう。この実践は最終的には減少したが、それは病院内での学生の奉仕に対する需要のせいよりも、この実践が国民と看護師の両方の不公正な利益を得る程度を認識したためであった。

訓練中の若い学生が、実際に卒業生と競争した正確な程度を明らかにすることはむずかしいが、この競争が頻繁であったことはあまり公《おおや》けにされていないものの明白である。この在宅での私的な症例に対する学生と卒業生とのあいだのオープンな競争は、しかし、主な病院看護職員として看護学生を用いる一九五〇年代まで続いたほぼ普遍的な実践よりも、看護と看護教育にそれほど広範囲に及ぶ影響を与えなかった。

徒弟制度というシステムは、このことに対する根本的な理由であった。一八八〇年代と一八九〇年代における徒弟プログラムの成功によって、病院付添人と家事使用人は、看護学生に取って代わられた。若い女性徒弟の人数は、看護業務に対するそれぞれの病院自身のニーズによって調整された。私的任務と公衆衛生看護で生計を立てるために、毎年、続々と卒業生が生みだされ、派遣された。病院に残った少数の卒業生は、主として監督的職務の役割を果たした。

　学生の看護業務は、当然ながら専門的なサービスと同等とみなすことはできない。病院がそれらを同等とみなしたという事実は、入院患者が十分に訓練され、経験を積んだ看護師による専門的な手当てを奪われることが多かったことを意味した。病院は、毎年、新しい学生の集団を受けいれ、腕のよい看護師を卒業させるが、このようなターンオーバーはケアを改善するための看護師による組織的な取り組みを妨げた。トレインド・ナース《訓練された看護師》たちは、病院内の看護実践の性質と範囲を体系的に改善、または拡大する機会を奪われていた。この看護師たちのための役割の拡大と発展は最近のことである。こんにちの病院ケアに向けられた批判の多くは、看護実践に適用される専門的判断基準の欠如に由来している。

　事実に基づく合理化のあとのように、おそらく、病院看護における卒業生の地位は、学生の地位、すなわち看護内で変化するための多くの対立と妨害の源泉である問題を単に凌駕していないだけであった。一九一三年、米国病院協会の全国大会において、フロリダ州の病院の看護師の監督であるメアリー・アルバータ・ベイカー（Mary Alberta Baker）は、卒業生と学生の比較評価に関する彼女の見解を発表した。病院ケアの提供において、看護学生は卒業生よりもはるかに優れているという意見を説明するなかで、ベイカーは、卒業生は「看護技術とスキルにおいて三年次の学生と同等ではない」と強く主張した。ベイカーによると、経験を積んだ卒業生は「病院、その伝統、方法、またはその医師に対する忠誠や献身のあらゆる気持ち」を示さなかった。要するに、この看護師の監督は、病院に対する学生の価値がグラデュエイト・ナース《卒業生である看護師》よりも優れているという意見を支持したのである。ベイカーの発言に続く討論のなかで、米国病院協会の他の会員は、グラデュエイト・ナース《卒業生である看護師》に対する嫌悪感を極めて露骨に表明した。彼らは、学生が「施設に忠実」であり、医師を「なにより喜ばせたい」ことから、学生を好んだ[4]。

有償か無償かという問題は、この討論の一部であった。すなわち、看護学生は病院から賃金を支払われる必要がないことが多かった。経済的観点から定義された看護業務の価値によって、学生が優れたケアを提供したという議論は、在校生と卒業生の両方の搾取を継続するための都合のよい合理化理由として役立った。病院で提供されるケアの質は、徒弟による看護業務のもとでは改善できなかった。なぜなら、学生は、保護観察的なケアを提供し、医師の指示を実行に移し、ルーティンな病院の手技を実施するスキルを学んだが、看護ケアの改善につながるかもしれない革新を開発することはほとんどできなかったからである。したがって、患者は、看護師と同じくらい、このシステムのもとで苦しんだ。経験を積んだ看護師の潜在的な貢献が病院の発展の初期において支持され、奨励されていたなら、ヘルスケアの提供はより効率的で、経済的で、効果的なやり方で組み立てられていたかもしれない。看護ケアは依然として病院によって販売される主要な商品であり、そのケアの質がひどいものである場合、その効果を最終的に実感するのは患者である。

徒弟制度によって病院看護の質に与えられたダメージは、他の種類のヘルスケアの提供にも影響を及ぼした。卒業生たちは病院のどの病棟ででも働けるジェネラリストとして育成されていたために、そこでの雇用の機会から彼女たちを閉めだすことは、個人の家庭、公衆衛生機関、学校、教員、そして社会福祉クリニックなど、彼女たちに他の場所での雇用を求めることを強いた。病院での訓練は、病院の外で働くために看護師たちを育成するようにデザインされていなかったが、卒業生たちは手にいれることのできる場所で仕事を引きうけるしかなかった。多くは、産業看護、学校看護、または公衆衛生看護の責任を引きうけるには不十分な育成状態であった。したがってここでも、患者たちは最終的に苦しんだ。自分のスキルを他の種類のヘルスケアに移転したり、あるいは改善をはじめたりするのに十分な育成ができている看護師はほとんどいなかった。

狭い範囲に向けられたサービス機関として、病院がより大きなコミュニティのなかでのより幅広い社会的有用性のために労働者を育成できるかどうかを疑問視するヘルスケア政策立案者はほとんどいなかった。病院の経済的な利点のために徒弟制度が永続することは、教育の提供も卒業生である看護師《グラデュエイト・ナース》たちの地位のどちらも改善することができなかった。彼女たちの教育はみずからの労働よりもあまり重要ではなかったために、彼女たちの訓練の質や彼女たちが社会に提供するサービスの種類にほとんど価値が置かれていなかったようである。

一九三〇年代以前、総合的な病院ケアの有効性に対して看護師たちが行うことのできるスキルと潜在的な貢献の価値の両方を貶《おとし》めるための際立った取り組みがあった。この価値の引き下げは病院外でも引き継がれたが、病院自身の卒業生たちに対する待遇は、グラデュエイト・ナース《卒業生である看護師》に対する差別の最もあからさまな例を示している。卒業生は病院の雇用に適さないというベイカーの非難から約二十年後、数名の看護師を含む病院当局は、学生たちによるサービスは卒業生のそれよりも優れていると依然として考えていた。多くの病院は、患者に実際に看護ケアを提供するという目的では、十分にトレインド・ナース《訓練された看護師》をたったひとりでさえも雇用しなかった。

病院の徒弟制度が広く受けいれられたのは、患者に提供されるケアの質を改善することの教育的価値、または職業的価値の実証のためではなく、経済的観点からのその正当性によるだけであった。エフィー・J・テイラー（Effie J. Taylor）は、医学教育病院評議会（Council on Medical Education and Hospitals）と全米病院事業会議（American Conference on Hospital Service）が一九三三年に主催したパネルディスカッションで、看護職を代表して、この教育システムが教育的内容ではなく、むしろ搾取によって特徴づけられることを強調した。テイラーは、次のように発言した。

どのような専門的な学校であっても、その第一の目的は、自分の職業のための学生の教育であるべきであり、学生が提供するかもしれないサービスは、彼女の職業のための教育に付随するものでなければなりません。病院の看護業務の根本的な目的は、患者の日常的ケアと差し迫ったケアであり、その他のすべての機能は二次的であるべきです。しかし、看護の学校の第一の機能は、必然的に病院のなかにあります。（中略）看護学校においては、学生の大部分の時間は、最低限の監督と指導でのサービスに費やされるために、徒弟制度というシステムさえも悪用されています[5]。

テイラーと一緒のパネルディスカッションで、シカゴの医師で、医療費に関する委員会の研究スタッフの一員であるC・ルーファス・ローレム（C. Rufus Rorem）は、病院において学生に与えられた優れた地位に疑問の余地があることを認めた。彼の見解は次のようなものである。

> 病院長は、学生が卒業生と「同じくらい優秀」である、または「ほぼ同じくらい優秀」であると強く主張すべきではありません。なぜなら、学生の平均的な技術的価値や経済的価値が卒業生の価値に匹敵しているとすれば、看護学校における教育の質に疑問を投げかけることを余儀なくされるからです。[6]

ローレムは、卒業生を対象にした差別的な実践によってつくりだされた看護業務の問題に関して、病院当局とその看護支持者の考えかたの矛盾を明確に特定した。「確かに、病院長は自分の看護学校が道化芝居であることを率直に認めるかもしれませんが、通常、在校生の経済的美点と技術的美点を讃える人びとは卒業生が十分に教育を受けているという逆説的な見解も支持しています」と報告のなかで述べている。学生たちが優れたケアを提供するという主張の背後にある本当の問題は、在校生とグラデュエイト・ナース《卒業生である看護師》の費用比較であった。主要な変化を妨げるのは、十分にトレインド・ナース《訓練された看護師》を雇用するためには、より多くの費用がかかることであった。

大恐慌（訳者註：一九二九年の米国の株価大暴落を皮切りに、世界的に起こった深刻な経済恐慌のこと。世界恐慌ともいう）の際、政府機関は、他の種類の看護の仕事を見つけることのできない膨大な数の看護師を救済する手段として、卒業生を病院に雇用することを促した。病院は、看護助手や准看護師に支払われるのと同じ給与で卒業生を雇用するように勧奨された。後者のグループは、訓練をほとんどか、まったく受けていないのにもかかわらず、大部分の十分にトレインド・ナース《訓練された看護師》たちよりもはるかにうまく大恐慌を切り抜けてきたことを研究は示していた。こうした看護助手の年収は、病院の外でたまたま雇用されたグラデュエイト・ナース《卒業生である看護師》の収入よりも多かった[7]。

一九三〇年代と大恐慌は、看護における失業問題のはじまりを示すものではなかった。それは一八九〇年代からの問題であった。看護師は女性であったために、彼女たちの失業は自分自身を除くすべての人からほとんど無視された。訓練学校の最初の増加からはじまって、看護師たちは、過密と競争の問題に対処することを余儀なくされた。大恐慌はこの問題をより明白にするのに役立っただけである。同時に、政府の反応は、看護師たちの失業が一次的な現象であり、大恐慌のあいだの多くの他の専門職や職業集団に共通するものであるという誤った理解を助長した。

一部の病院指導者にとって国家的な経済危機は、現状を維持し、看護職員の供給源として学校を用い続けるためのもうひとつ別の言いわけにすぎなかった。米国病院協会の理事長であるポール・H・フェスラー（Paul H. Fesler）は、一九三二年に二つの全国的な看護組織の大会で講演し、病院における「ビジネスの問題」は「卒業生を雇用すること、または学校においてより多くの教育上の利益を提供する新しい事業」の推奨を保証するものではまったくないという立場をとった。フェスラーは、医師と病院管理者は教育水準の向上を導く変化を支持しないだろうと、看護師に警告した。彼は、「それぞれの病院には独自のサービス問題があり」、変革を求める議論は個々の病院において「財政的障壁に直面したときに」失敗する運命にあったと結論づけた[8]。

現状を支持する別の病院管理者は、一九三五年に看護師グループに「国民のための、教育のための、病院のための経済状態を考慮すると、昔から続いている方法を直ちに変える機会はないようです」と語った[9]。大恐慌は、看護教育を改善しないための都合のよい合理的根拠として用いられた。

グラデュエイト・ナース《卒業した看護師》は、学生とだけでなく、看護の地位を満たすことを勧められた部分的に訓練を積んだ、あるいはまったく訓練されていない他の女性とも競い合った。病院付属学校と同じくらいに人気があったのは、最低限の正式な指導と実践的な経験の両方を提供する「短期講習」であった。短期講習は看護職への近道であった。

短期講習は、ＹＷＣＡ（Young Women's Christian Association、キリスト教女子青年会）から、病院で訓練された卒業生よりもあまり育成されていない看護師たちが中所得層または低所得層の家庭に利用可能であるべきであると信じている医師までにおよぶ集団によって提供された。この考えは、三年間の育成が必要な看護師に請求される金額よりも少ない料金の労働者を生みだすことであった。不十分に教育された徒弟訓練の病院付属学校の卒業生は、中所得層または低所得層の家庭の手の届かない「贅沢」とみなされるようになり、部分的に訓練された看護師を正当化するための議論が行われた。この範疇の労働者は、看護における補助的労働者の概念を生みだした。最終的に付添人、エイド、助手、または准看護師と呼ばれる人たちの先行者は、それを実行するのを心配する誰かの庇護のもとに運営された短期講習の産物であった。

短期講習看護師の最も強力な擁護者の一部は医師たちであった。一九〇九年、ニューヨーク州オルバニーの医師であるウイリアム・Ｏ・スティルマン（William O. Stillman）は、看護師の二つの階層に対する理論的根拠を提案した。明らかに、富裕層の人たちは貧困層の人たちよりもよいケアを受けるのに値すると主張し、国民に利用可能な看護ケアの種類と質はその経済状態によって決定されるべきであると彼は理由づけているようであった。ニューヨーク市医師会の場で、スティルマンは彼の見解を説明した。

二つの階層の看護師に対する緊急のニードが存在するという提案を否定する医師はほとんどいないでしょう。ひとつは必然的に病院付属看護学校を卒業した看護師でなければなりません。（中略）しかし、中産階級の人びとの要望と財布を満足させることのできる別の階層の看護師を私たちは必要としています。これらの人たちは人口に非常に多くの割合を占めていることから、看護技術の知識と関与する条件がそれほど完全ではない、より中等度に価格設定された看護師がその人たちのために利用可能であるべきであるということだけが、私には公平であり、公正であるように思われます。[10]

スティルマンは、「あまり十分に訓練されていない看護師たち」を生みだすために、自分独自の短期講習を設立していた。彼は聴衆に向って、自分の「卒業生」は「料金を週十二ドルから十五ドルの範囲に制限する」ように勧められたと語った。「彼女たちははるかに多くの金額を提供されることが多い」と彼は述べた。この医師は、低レベルの看護ケアの利点をもっと考慮するように、医療専門家仲間の会員に要請した。

スティルマンの計画は、せいぜいのところ、合理的な社会的ニードを満たすだけの試みであった。しかし、彼の計画は、賃金が変動し、国民がさまざまなタイプの看護師たちを見分ける方法がない、開かれた競争市場でこうした労働者が何を請求しそうなのか、認識も考慮もしていなかった。実際、「サブナース（下級看護職）」は、看護における求職競争をさらに激化させる役割を果たした。さらに、国民、特に中間所得層や低所得層の人たちは特売品には手を出さず、結局は看護師であると主張するどのような人にも、そしてあらゆる種類の人に同額を家族が支払うことになった。

看護について部分的に訓練された女性の最も熱心な擁護者のひとりは、シカゴのかつての保健局長であるジョン・ディル・ロバートソン（John Dill Robertson）である。スティルマンが彼の提案を発表してから十年後に、ロバートソンはシカゴ家庭公衆衛生学校を設立した。彼の「学校」は、八週間の講座を提供し、明らかに何千名もの「看護師たち」を生みだした。ロバートソンは、「金銭的に非常に不自由のない財政手段」を持つ者だけが、病院付属看護学校の卒業生たちを雇うことができると主張し、低レベルの看護師を生みだすことによって、シカゴ市民に対する不十分な看護業務の問題を解決しようとした。彼の構想の成功を説明するなかで、彼は自分の学校が「第一種クラスの七九〇名と第二種クラスの一三六三名」を卒業させたと報告し、これよりもさらに多くの人数を入学させるという希望を持っていた。女性たちはわずか二ヵ月でこの講座を修了できたために、一年間に「訓練された一万人の女性たち」が得られることをロバートソンは予想した[11]。

シカゴ市保健局の職員によって運営されたロバートソンの講座は、病気や健康に精通した看護師ではなく、病人のための家政婦《ハウスキーパー》たちを実際に育成した。この保健局長によると、「症状の意味」を教えようと試みることは彼の職員には必要ではなかった。それどころか、「この講座全体を通して、二つの提案――医師の指示に対する完全な順守と清潔さ――を私たちは繰り返し説得した」と彼は語った。そのような狭い範囲の育成にもかかわらず、ロバートソンは修了生を「看護師」と呼称するように主張し、これらの労働者が

結核、糖尿病、がん、神経系の障がい者、高齢者、赤ちゃん、（中略）すべての小児疾患といった非常に深刻な疾患の患者をケアするうえで、（中略）そして要するに看護の大部分にとって、これらの女性たちはレジスタード・ナース（登録看護師、日本の保健師助産師看護師法で規定される「看護師」同等の資格）と同じくらい有能である。多くの場合、看護だけでなく家事も喜んで行うために、彼女たちはより望ましいものであり、そして、その最終的な分析では、看護は病人のための家事を行うことであり、それ以上でも以下でもない[12]。

というように病院付属看護学校の卒業生たちと同じくらい有能であると讃えた。

病める人の看護ケアと家庭内サービスとの結びつきは、結果的に専門化された知識に対する看護師のニードの価値の引きさげをもたらした。看護が単調で熟練の要らない女性たちの職業と考えられていたので、その遂行についての専門的知識はほとんど必要とされなかった。それでも国民は、家庭内の使用人に支払われるよりもはるかに多額の料金をこのサービスのために支払った――彼の修了生たちが週に十五ドルから二五ドル、すなわち病院の付属看護学校の卒業生たちに対して請求されるのとさらによく似た価格で働くという事実をロバートソンは強調した。

ヘルスケア当局者たちの役割に関するこのタイプの考えかたが、極めて搾取的な実践をもたらした。なぜロバートソンは、彼の短期講習が家政婦だけを育成し、病気の症状と病いから回復する個人を援助するのに必要な、それに伴う看護手技を知っている看護師たちを育成しなかったと国民に語らなかったのか？

明らかに人びとが看護ケアを必要とするほどの病状であるとき、特に「結核や糖尿病、がん」を患っている場合、その人には家政婦以上の人がふさわしい。看護師のサービスに対して喜んで費用を支払うという家族は、有能で資格のある人、すなわち病気のときに熟練したケアを提供できる看護師を利用することを考えた。さらに、当時、低所得層と中所得層の家族が使用人たちや家政婦たちだけを必要としていたなら、ロバートソンの「看護師」に対して彼らが支払う週に十五ドルから二五ドルよりも少ない費用でこれらのサービスを受けることができたはずである。確かに、これらの人たちが健康分野における搾取的な実践についてもっと知らされていれば、多くの人は自分のお金を節約することを好んだかもしれない。家族の他の一員は、医師の指示にしたがい、清潔さの原則を守ることは十分可能であったはずである。

一族の名前を冠するクリニックの創設者のひとりであるウィリアム・ジェームズ・メイヨー（William James Mayo）のような高名な医師でさえ、看護において部分的にしか訓練されていない女性が急増することに賛成した。メイヨーは、彼女たちを病院付属看護学校の卒業生と比較して、「あまり高度に訓練されていないが、それにもかかわらず重要な社会サービスのための、いわば看護のフォード車のような他のタイプの看護師たちを国民は求めていると、一九二〇年に主張した[13]。自分のアイデアを実施するために、メイヨーはロバートソンの計画にならって自分の病院に講習制度を設立し、「サブナース」の育成を支持する論文を書いた。「サブナース」は、ロバートソン、スティルマン、そしてメイヨーのような医師によって提唱された種類の労働者を表すために広く用いられた用語であった。この用語自体は、興味深い暗示的な含みを持ち、社会の下層の一員のためのケアを提供することを明確に意図した労働者に対する劣った地位と育成を意味している。

サブナースを育成する実践は、一九一〇年から一九三〇年まで幅広く蔓延した。平等主義の概念はほとんどなかったが、この実践が反対に直面することもほとんどなかった。サブナースというアイデアの発展の背後にある非民主的な理由を認めた医師はほんのわずかしかいなかった。すべてを実践する看護師のための高い水準の教育を提唱したミネソタ州のリチャード・オールディング・ビアード（Richard Olding Beard）は、「社会正義の目的」は「雇用主の財政状態によって変化する訓練で格付けされた看護師を輩出する」ことでは満足されることは決してないと断言した[14]。低所得層と中所得層の家庭に看護ケアを提供する費用を削減する方法として提案されたのであるが、「Aクラス、Bクラス、そしてCクラス」の看護師たちの育成は、訓練の有無に関係なく、すべての看護師たちにほぼ同じ賃金が支払われたために、国民を搾取し続ける結果をもたらしただけであった。

こうした国民の搾取と、すでにある病院付属看護学校卒業生のあいだの激しい競争にもかかわらず、短期講習が広く行き渡るのと同時期に、低レベルの看護師を訓練するためのさらにもうひとつ別の計画が人気を博した。それが通信制講座である。もともとは商業的な活動であったこれらの短期講座は、完全な資格要件を満たしていると主張し、標準的な給与支給率での民間な雇用を求める数え切れないほど多数の看護師を生みだした。魅力的な広告は、女性たちが「通信」という方法によって「病院付属看護学校の卒業生と同等の身分や訓練を確保」できると信じるように導いた[15]。このように、多くの女性たちは、患者に一度も付き添うこともなく、看護師として労働市場に参入した。

大部分の通信制講座は、実際には「一攫千金《いっかくせんきん》」をねらった図式からなる。進取の気性に富んだそれらの創業者は、彼らがそうした講座への募集を行った場合、医師に金銭的な報酬を提供することが多かった。米国医師会誌（ＪＡＭＡ）に寄稿しているあるライターは、同僚医師に、このような不作法な金儲けの手段に注意するように促し、ある時点でそのようないわゆる看護師と呼ばれている人たちをサービスに従事させることを余儀なくされるかもしれないと医師に気づかせた。彼はこう述べた。

看護の通信制講座を受講することを考えている人たちを断念させることは医師の義務である。結局、そのように教えられた女性たちは、自分自身に対する失望、医師に対する苛立《いらだ》ち、そして国民に対する危険となるだろう[16]。

通信制講座は国民にとっての危険であったが、一九三〇年代までは収益性の高いビジネスであり続けた。これらの講座は、すぐに収入が得られる分野に参入したいという若い女性の野心につけ込んで、「学びながら生計を立てる」と宣伝された。さまざまな「学校」から出された案内広告は、二四科目以上の簡単な授業を受けながら、応募者が週に二五ドルから三十ドルの収入を稼ぐことができることを示した。一九二〇年代に、シカゴ看護学校は、これらの金額を稼げるだけでなく、学校の「修了生」の多くが週に三五ドルと同程度の金額を稼いだことも、潜在的契約者に情報提供した。加えて、その案内広告は、六ヵ月目の終わりの時期の新入生が病院付属看護学校を含む他の看護課程の「卒業生と同程度の、あるいはより多くの金銭を、看護において」稼げることも示した[17]。

通信制講座の出資者は、修了証明書、ナースキャップ、制服、そして学校独自の記章を「修了生」に授与することを約束した。この装備一式は、病院付属看護学校課程の学生に授与されたものと類似し、国民の心のなかでは、これらの卒業証書製造工場の修了生たちに病院付属看護学校卒業生に与えられたのと同じ地位をもたらした。

通信制講座やサブナースのための短期講習の存在は、長いあいだ深刻な問題となっていた。さまざまな州における法的管理の手段として制定された看護師実践法は、誰が看護を実践できるか、あるいはできないかを決定する手段としては役に立たなかった。一九五〇年近くまで、強制力のある免許法が施行された州は存在しなかった。一九〇〇年代の初頭以来、レジスタード・ナース（registered nurse、登録看護師）に、自分の氏名のあとに「RN」という称号を用いる特権を与えることを許可する法律が存在したが、これらの法律は、雇用のために他の誰かが看護を実践することを妨げなかった。この種の規制は、実際にはまったく規制の役目を果たさなかった。

雇用のために看護を実践する人たちを認定するための有効な免許法が存在しないために、病院がこれらの仕事に自分たちの徒弟実習生たちを派遣することをやめたあとは特に、商業的な雇用機関が付添看護師を提供するために開設された。これらの機関は「看護師」であることを主張するほとんどすべての女性を雇用し、法外な料金を請求することが多く、この看護師が稼いだもののほんのわずかだけを彼女に支払った。病院の卒業生要覧を、自分たちの適切な目的のために用いていたなら、商業的な機関の必要性はほとんどなかっただろう。

ニューヨーク州北部の看護師の監督であるエイミー・M・ヒリアード（Amy M. Hilliard）は、これらの機関の広い範囲に存在する主な原因として、短期講習の流行を指摘した。一九二二年の米国病院協会の会合で商業機関を批判して、以下のように述べた。

こうした商業的な機関は国民、グラディエイト・ナース《卒業生である看護師》、そして付添人を容赦なく搾

> 取することに、自由に従事していました。純粋に商業的で非倫理的な集団を形成して、卒業生要覧を組織化した場合、卒業生要覧から発生する金銭の割合を増やすために、訓練されていない女性をグラデュエイト・ナース《卒業生である看護師》、またはトレインド・ナース《訓練された看護師》として派遣することは、それらの機関にとって心惹かれることです。こうした女性たちは、詐欺の共犯者になることを拒否した場合、特にこの組織化された卒業生要覧がさらにこれらを推進するように呼びかけるという事実と相まって、金銭を稼ぐように実際に育成されていないことから、賃金を受けいれる誘惑に抵抗するのはむずかしいと感じ、（中略）看護に対する高額の請求に対する批判の多くは、このような国民の搾取の方法から来ていました。[18]

病院が自分たちの卒業生要覧を使用し、この商業的な運用を極めて容易に廃業できると疑わなかったとしても、米国病院協会がこれらの機関を閉鎖するためになんらかの行動をとったという記録は存在しない。

いかがわしい教育課程による看護師の大量生産のさらに有害な結果のひとつは、看護の職業的地位に対する絶え間のない攻撃であった。この分野に非常に低いケア水準と不十分に訓練された人たちが絶えず流入していることから、国民の心のなかの看護師のイメージを改善するためにできることはほとんどなかった。この状況からくる主要な結末は、多くの有能で適格な若い女性たちがこの職業に参入することを思いとどまらせることであった。有能な看護師たちの士気喪失は、この分野から多くの有望な人材を追い出すのに役立った。

病院付属看護学校の卒業生よりも能力の低い労働者を育成するという実践は、それが正規の看護師たちの地位を低下させる手段として用いられなかったなら、より正当化されたかもしれず、差別的な状態がいつも彼女たちに対して機能した。徒弟制度の支持者たちによって公表されたことと同じ主張――病院看護において、学生は卒業生よりも優れているという主張――を用いて、サブナースと通信制講座の支持者は訓練されていない看護師の美徳を公表した。何十年にもわたって、大部分の高度に熟練した看護師たちは、あまり訓練されていない人たちとの競争を余儀なくされた。

看護職は、抑圧的な経済状況に直面することに加えて、米国社会において他の職業集団に認められる社会的地位を獲得することができなかった。国民は、利用可能な、より専門的で、より教育水準の高い医師や弁護士と競争して、サブ医師やサブ弁護士のサービスに喜んで費用を支払うだろうか？　さらに言うなら、国民とその家族の完全な保護を主張するうえで、大部分の職業集団は、法的行動と政治的行動を用いることで、そのような労働者を自分たちの階層へ導入することを妨げた。しかし、主に女性の職業である看護では、資格のない労働者を導入するかしないかの選択は、その職業自体に任されていなかった。

その支持者たちは、法律制度と政治制度へのより大きな影響によって、規制に反対することの議論を支配した。病院内外のヘルスケア担当者たちは、教育による育成に関係なく、すべての女性たちが看護を実践することを許されるべきであると主張していた。その結果、病院で訓練された看護師《トレインド・ナース》たちの人数だけでも、毎年、合衆国の人口の増加によって正当化されるよりもはるかに急速に増加した。一九三四年に公表された「看護学校等級づけに関する委員会」の最終報告書からの以下の声明は、この職業がどれほど過密状態であったかを示している。

過去三〇年間で、合衆国の人口は六二％増加し、一方、トレインド・ナース《訓練された看護師》の人数は二三七％増加した。過去四年間で約十万人の新しい看護師がこの職業に加えられた。[19]

これらの数字は高いものの、病院付属看護学校の卒業生だけにあてはめられ、この就職市場にいる通信制講座と短期講習の看護師にはあてはめられなかった。

当時、ニューヨーク州教育局の高等教育担当補佐官であったハーラン・ホイト・ホーナー(Harlan Hoyt Horner)の指示のもとに実施され、一九三四年に発表されたさらに別の研究では、教育システムについての説得力のある非難と、その結果としてのその職業のメンバー間の過密状態、競争、そして士気喪失が含まれた。ホーナーの報告は、この分野における許せない状態に責任のあるこのシステムが、露骨な商業主義であると非難した。彼の言葉では、問題の根底にあったのは「その名称にふさわしい看護師のための訓練学校から利益を得るかもしれない、または得るべき[20](傍点はホーナー自身)」ことを維持した病院経営者たちの姿勢であった。このようなシステムは、この報告が非難するには、国民に奉仕することも、看護師たちに生活賃金(訳者注：人が一定の生活水準を維持するのに必要な最低の時間給のこと)を提供することもなかった。残念なことに、この研究は、看護師たちや国民の不正使用から利益を得るように計画されていると思われる通信制講座や職業紹介所のような、健康分野における他の商業的な活動を調査していなかった。

ニューヨーク州の状態に関するホーナーの研究は、徒弟制度という教育方法の「弱点」が「複数の悪循環」をもたらしていることを指摘した。彼は、ニューヨーク州単独において、失業中の看護師数が多すぎるという問題が経済的な不況の産物ではないことを示す証拠を見つけた。たとえば、毎年登録される看護師数は「一九二二年の一二、五二四名から、一九三三年には三九、九七四名に増加し、十一年間で二一九％の増加率であった。現役看護師数は、一九二五年の一七、八五〇名から一九三三年の三二、四〇三名に増加し、八年間で八二％の増加率であった。」[21]

このような増加にもかかわらず、病院は自分たちの訓練学校へ多くの徒弟を入学させ続けた。病院における看護業務の需要は、ビジネスを好調に保ち、病院当局は看護業務を提供するために学生を募集し続けた。ホーナー自身が指摘したように、看護師たちは著しく低賃金であったが、「国民は看護業務の費用と質の両方に不満を抱いている」。

ホーナーと彼のスタッフは、国民に提供される看護ケアの質に影響する嘆かわしい状態に関する彼らの研究において、看護師から受けたケアの種類についての見解を確認するために、何百人もの患者たちとその家族にインタビューした。看護師に対する国民の態度は、すべて訓練の方法に対する最大の非難であった。一般的な国民が最も批判的であったのは、

平均的な看護師が家庭における病人のケアに適応できないこと、そして栄養・伝染性疾患・結核・精神疾患に対する彼女の無知であった。インタビューでのコメントは、教養・一般的教育・社会的安定を彼女が欠いていること、そして望ましくない性格について、より具体的に、そしてより強調して、長々と話された。[22]

ホーナーのスタッフはまた、看護師を雇用する公衆衛生分野の中心人物たちにインタビューした。彼らは、家族や患者が看護師について持っている批判を繰り返した。さらに、これらの批判する人たちは、平均的な看護師が「予防の観点」「患者に自分をどうケアするかということを教える能力」、または「よりよい健康状態について教える責任感」を欠いていることを強調した。そのため、平均的な看護師は、看護ケアを構成することの、まさに本質を提供するために必要なものを備えていなかった。悲しいことに、看護師がみずからを評価するように求められたとき、「彼女たちの返事はアプローチした他の集団と同じ路線にしたがった」。

一九三〇年代に国民が抱いていた看護師についての低い評価を考慮すると、あらゆるときの、あらゆる社会において、徒弟制度の教育が社会的品位や一般教養を授けるように計画されたことがないことに気づくことが重要である。「教養」はリベラルな教育システムにおける正式な学校教育の課題であった。そのため、職業集団は大学（カレッジとユニバーシティ）のなかに自分自身のための場所を確立しようと努力してきた。看護職もこのルールの例外ではなかった。しかし、他の職業集団がリベラルな教育を獲得するうえで急速な進歩を遂げた一方で、看護師たちは、病院付属看護学校、病人のためのハウスキーパー訓練の八週間講習、そして通信制講座で対処しなければならなかった。一八七三年以来、専門職であると主張している他の集団は、このような状況に対処する必要はなかった。
病院外部のヘルスケア当局者はまた、多くの看護師たちの教養の欠如や不愉快な性格にも不満を漏らした。しかし、病院というシステム内部の同僚たちは、これらの優美さと学習の特質が、看護師たちが必要としないものそのものであると頑なに主張した。「平均的な」看護師は、病気の症状を学ぶ必要すらなく、ましてや健康と予防のための手段について、どのようにして患者に教えるかを学ぶ必要さえないと、多くの人が主張した。看護師たちは、獲得するように勧められなかった優美さを知ることや身につけることを許されていないことを、どのようにして教えることができるのだろうか？

平均的な看護学生が受けたひどい教育の質、そしてグラデュエイト・ナース《卒業生である看護師》の社会的地位と職業的地位の欠如は、彼女たちを効果的に機能しないようにした。彼女たちは、集団として、どのように自助努力をすればよいのかということについて、知らないことが多かった。看護活動家のなかには、よりよい運命に向って建設的な行動を起こすように、看護師たちを促す者がいた。そのひとり、エリザベス・C・バージェス（Elizabeth C. Burgess）は、一九三二年の全国看護教育連盟における彼女の同僚に向けた話のなかで、「私たちの無気力、理解力の欠如、そして病院の利益による長期間の支配のせいで、進歩が妨げられた」と看護師たちに語った[23]。

バージェスが言及したように、看護職はそれ自体が「病んでいる」状態であり、その生涯にわたって受けてきた「医学的ケアと病院ケア」によって引き起こされた病いに苦しんでいた。この病いは、看護が「この乳児のなかにお金とサービスの価値」を見たホスピタル・ファミリーの「継子」となった幼児期に獲得された。ヘルスケアにおける性差別と経済的不当行為に基づく社会病理に起因するこの病いは、過密状態・競争・失業という「悪循環」を生みだし、病院付属看護学校は「絶え間ない、無能な人の流れ」という看護の格付けのもとに増え続けた[24]。

一九三〇年代の終わりと大恐慌は大きな改革をもたらさなかった。医療における性差別と、それに伴う女性の不正使用は、ヘルスケアの提供システムを変化させるうえで大きな障害をもたらした。一九五〇年まで、経済的な地位だけでも情けないほど低かった。おそらく、女性の職業が直面する社会的差別について賢くなったために、多くの女性は看護を一生の仕事とする職業であるとみなすことを拒否した。すでにこの分野にいる多くの人が、結婚や他の職業でのよりよい労働条件のために、この職業を去った。しかし、病人はそれでもなおケアを受けなければならなかったので、召使いの役割を前提とすることに対する女性の拒絶は、「看護師の危機的な不足」という叫びを招いた。

一九四〇年代に行われた全国調査は、すべての種類の看護師たちのあいだで幅広い不安感があることを示した。この感情から逃れるために、多くの看護師は看護に背を向けた。看護師の「危機的な不足」に促されて、米国労働省労働統計局、女性局、そして全国看護評議会は、そのような看護師不足を引き起こした状況の調査に着手した。一九四六年から、個人開業、公衆衛生、そして病院での看護師たちの労働時間・収入・労働条件についての一連の調査が実施された[25]。

二二、〇〇〇人以上の看護師たちがこの一連の質問紙調査に回答した。施設内の看護師四人にひとりしか退職年金プランを持たず、個人症例に対する開業に限った退職年金プランを持つ者はいなかった。多くの看護師たちはどのような入院ケアや医学ケアの便益も受けていなかった。すなわち、「看護師五人のうち二人だけが入院・医学ケア・定期的身体チェックを受けたと報告し、（中略）公衆衛生看護師六人のうちひとりだけがそのような便益のどれかを受けた」[26]。突然の失業に対する保障はほとんど存在しなかった。賃金率・労働条件・昇進に対する不満が蔓延していた。

多くの看護師たちは、自分たちの夫の収入を補うためにだけ働いたか、戦争中は愛国的な理由からと自分たちの夫が兵役に就いていたために働いたことを認めた。小さな子どもがいる女性たちの場合、子どもを世話するためにお金を支払わなければならなかったために、看護を実施するという重荷はさらに大きかった。これらの女性の多くは、病人や苦しさに対する責任感だけのために働いた。幼い子どもを持つ母親による以下のコメントは典型的である。

私の子どもたちは幼いです。看護師不足と看護師を募集する病院の緊急アピールのために、私が夜勤にも働くことができるように、子どもたちを世話してくれる女性を雇用することが私の義務であると感じました。（中略）残業がなければ（残業代は支払われません）、私は六時間家を留守にしなければなりませんでした。戦争中はずっと私は援助し続け、六時間家を留守にするために三十セントを支出しました。この間ずっと、病棟は満床で、ベッドはホールにも置かれ、人手不足は深刻でした。私たちが五十六日間の夜勤を続けるまで、この状況は続きました。その後、私たちの賃金は三ドルにまで引きあげられ、夜の仕事のために約七五セントを支出しました。この種の状況で、忠誠心と共同体意識以外の何が誰かを働かせ続けるのでしょう[27]？

もし看護師が夜勤の仕事のために三十セントから七五セントしか支出できなかった場合、残業代が支払われなかった場合、あるいは朝や午後に休憩時間が許可されなかった場合、戦後に多くの看護師が自分の家族と一緒に家にいたほうが幸福であると判断したのは驚くにあたらない。看護師は、女性であり、よき妻であり、母であるように、弱者・扶養家族・病人のために自己犠牲をはらうことが期待された。看護は、一生の仕事とする職業へのインセンティブ（動因）をほとんど提供せず、仕事を続けた女性は通常はこの職業への真の献身からそのように行った。加えてさらに、看護は長いあいだ女性に開かれた数少ない仕事のひとつであったために、多くの人びとが自分自身や家族を支えるために働かなければならなかった。

高い失業のリスクと仕事の不安定さは、看護師たちが持続的に直面する問題であった。これらの女性たちは、礼儀や知識が十分でないために、幅広い公的な批判と私的な批判にさらされた。ホーナーの研究で明確に示されているように、専門的な育成の不足は、彼女たちのサービスを利用した人びとによって見過ごされなかった。自分自身の小さな過ちによって、平均的な看護師はどうしても非常に効果的なコミュニティ・サービスを提供できなかった。

徒弟制度教育は、看護師に対して一般教養教育を提供しなかったし、提供できなかったが、シチズンシップ（市民であること）や専門的関与の責任にも注意を払わなかった。看護師の教育は、病院の商業的利益によって管理される私的問題であり、新しい健康の概念、変化する社会制度の本質、そしてよりよい教育を受けた看護師たちに対する公的な需要にもかかわらず、このことはそうであり続けた。ヘルスケアを提供するという商業的基盤は、改善された患者ケアの実現に対する大きな障害であった。看護学生は、コミュニティのニーズを満足するようには育成されていなかったが、病院が認識している病院のニーズを満足するようには育成されていた。病院当局は、予防看護と医学的ケアに関する新しいアイデアに対応できなかった。彼らは、健康教育に対する国民のニーズと看護師たちがそれらのニーズのために育成されているかどうかを確認する彼らの社会的責任を無視した。

こんにち、看護はいまだに半専門職に分類されている。看護の実践の数え切れないくらい多くの階層、すなわち構造的な複雑さは、さまざまなレベルの教育経験を持つサブナースやその他のエイドの早期育成に端を発している。現在のヘルスケア提供システムにおいて、エイド、准看護師、テクニカル看護師、そして専門職看護師などは、すべて一線に並んで働き、多くの病院やその他のヘルスケア施設で同じ機能を果たしている。

さらに、過去の実践からの残存物として、最も高度に教育された看護師たちはいまだに差別されている。彼女たちの地位は、あまり十分に育成されていない者より高いことはめったになく、専門職として機能できる仕事を見つけるのに苦労することが多い。病院内の労働条件はいまでも劣悪である。十分に教育を受けていない人と比較して、高度に訓練された人に与えられる職務や金銭的報酬のいずれかで区別されることはめったにない。もちろん、これはすべて国民に提供されるケアの質に影響する。

看護を批判する人たちは、看護の発展の方向性を形づくった要因や歴史的背景について、ほとんど知らないことが多い。現代の社会学者たちは、看護の構造的および機能的な複雑さを認識していて、それらを分析することを非常に好んでいる。残念ながら、看護の社会的な有用性がその最大限の可能性にまで開発されていないことに気づくには、彼らはそれほど迅速に対応できない。ひとつの有名な社会学的発見、すなわち看護師たちがオートノミー（自律性）を欠いていて、医師に隷属する環境のなかで働いているということは、どの看護師にとっても驚くほどのことではないが、そのことに対して彼女が行えることはほとんどない。

アメリカ人は、靴をはいた自分たちの看護師が行えることによってよりも、中国の「裸足の医者」（訳者註：一九六〇年代から一九八〇年代にかけての中華人民共和国において、最小限の医学と救急医療の訓練を受けて医者として働いた農民のこと）の概念に、より容易に興奮するようである。現在、多くの看護師が学士号・修士号・博士号を取得しているという事実にもかかわらず、「ベッドパンのイメージ」は依然として国民の態度に影響を与えている。さらに、多くの州において、いまもなお、医師の仕事や病院の仕事において、医師や病院を単に手助けするだけという看護師のイメージを法律は認めている。

看護師の仕事に関してはより注意深い研究が行われているが、一般の人たちに漏れ伝えられる情報はほとんどない。専門職としての看護師についての公的な認識はいまだにほとんどなく、自分たちの「評判」を看護師に託《たく》す医師や病院管理者の評判を保つことを看護師は強いられる。看護師たちはいつもヘルスケアの提供に大きな責任を負ってきた。国民はこのことを比較的知らないままであるが、医師と病院当局はそうではない。しかし、彼らが看護師たちに彼女たちがその貢献に値するという功績を認めるのは私的に、そして非公式にだけである。看護の改善に対する彼らの公的な支援は、かつて存在したこともなく、またいまも強力ではない。そのかわりに、彼らは、看護を家事サービスと結びつけるか、あるいは単なる女性の仕事と呼ぶことによって、看護の公的なイメージに多くの害を及ぼした。看護自体にとって不利益なことに、国民は、看護師について語られている多くの根底にある不利になる神話を実際に調べたことはない。

# 第5章　病院家族のなかの性差別

ジョン・スチュアート・ミル（John Stuart Mill）は、「女性たちの隷従」（原題は「The Subjection of Women」であるが、日本語訳が出版される際に、訳者のひとり、大内兵衛によって、より原著者の気持ちを汲んで『女性の解放』と変更した）という小論のなかで、徒弟制度が個人を他者の意志や要望に隷従させ続けることにとって理想的であると指摘した。ミルは、徒弟制度（＝年期奉公）の概念とその抑圧的な使用が現代の社会的な思想や制度と著しく相容れないと感じていた。徒弟制度の存続について、彼は次のように書いている。

年期奉公が必要な場合には、その必要自体が徒弟制度を維持するのに十分であるという保証があるからである。要するに、古い理論とは、個人には選択の余地をなるべく残してはならない、個人のなすべき仕事はなにもかも目上の賢い人がきめるというのであった。すなわち、個人にまかせればかならず間違うというのである[1]。（大内兵衛・大内節子訳『女性の解放』岩波文庫、一九五七）

古い形式の徒弟制度では、自由と競争は許されていなかった。この先入観は、ミルの言葉によると、「特定の人たちが特定のことを行うということに適していない」であり、したがって、徒弟の行動は「権威を持って指示され、あるいは決定された」ものである。これらの先入観は、看護師のための徒弟制度教育に、極めて正確にあてはめられる。これは女性集団を男性支配集団に隷従させ続ける手段として理想的であった。

看護は、おそらく他のどのような専門職よりも、女性の本質に関する社会的な概念に影響されてきた。近代看護は、女性たちの役割が男性たちのニーズと利便性に奉仕することであるというビクトリア朝の思想が支配した時代に起源がある。看護の発展は、女性は男性よりも独立性が低く、自発性がとぼしく、そして創造性が少く、そのために男性からの指導が必要とされるという考えかたに大きく影響され続けた。これらの女性の定義を考慮すると、二十世紀への変わり目における看護師の教育は、医学専門職の男性にとって特別に興味深いものである。徒弟制度は、その程度にトレインド・ナース《訓練された看護師》が「理想的な」女性であり続けることを保証する理想的な手段であると考えられた。

病院付属看護学校は、病院における医学専門職と男性当局が女性を支配する権利を主張できる構造的合意と機能的合意の両方を提供した。これらのふたつの集団は、女性専門職によってとられる成長の方向を決定するための「権利」を持つという考えを育んだ（そして、ほとんどの場合、権力を持つことが多かった）。彼らは、看護が医師の仕事を、そして病院の仕事を援助するために存在するという彼らの見解を支えるための主張を繰り返し説明した。一九二一年に、アメリカにおける著明な看護の指導者のひとりであるイザベル・M・スチュアート（Isabel M. Stewart）は、看護師と看護のこの概念が「男性は女性よりも生まれながらに優れている、女性は男性の安楽と目的に仕えるために主として存在する、そして男性は政治や教育、家庭生活のいずれにおいても、女性にとってよいことを最もよく知っているという昔からある伝統」を支えていたと述べていた[2]。

アメリカ社会における教育は、その市民の自由・平等・独立をもたらそうと努めてきたが、徒弟制度の教育方法に依存するどの集団も急速にこれらのうちのどれかを獲得することが期待できなくなった。看護職の社会的支配と知的支配を維持する手段として、看護師たちのためのこの特別で孤立したタイプの教育（または、まったく教育をしないこと）の最も強力な擁護者たちのひとりは医学専門職のメンバーである。医師たちは、看護が医学から、すなわち医学専門職からの独立を獲得するという恐怖を繰り返し表明した。この恐怖は、医師が教育を受けているので看護師たちが教育を受けることは必要としないという一般に表明された見解のなかで伝統的に明らかにされた。看護師の「女性らしい」資質の部分は、知識よりも高く価値づけられた。

医師たちは、個人的にも集団としても、看護は医学に隷属すべきであり、「公共の利益」のためにもそうであるべきであると、看護を担《にな》う女性と一般国民の両方を納得させる試みに多くの時間を費やした。「生まれながらの看護師《ボーン・ナース》」理論は、看護師はほとんど教育を受けないほうがよいという主張を支える広く流布している論拠であった。医師であり、ペンシルベニア大学の医学部教員であるウィリアム・アレキサンダー・ドーランド（William Alexander Dorland）は、一九〇八年にフィラデルフィア看護学校を卒業する学生の前で行われた講演のなかで、この広く支持されている意見を表明した。ドーランドは看護師たちにみずからの知的劣等性の重要性を受けいれるように促し、次のように警告した。

大部分の雇用形態において、少ない知識が危険であるとするなら、看護においては危険以上——すなわち、致命的である。よい看護は、専門的な事柄についての複雑すぎる教育によって促進されることはない。むしろそのことによって妨げになったり、役に立たなくなったりすることさえある。生理学と解剖学の浅薄な知識が、衛生学の完全な知識とあいまって、あらゆる目的に応えると私は信じている[3]。

ドーランドは続けて、「看護師は過剰に教育されているのかもしれない。決して過度に訓練されることはできない」と述べた。彼は「生まれながらの看護師理論」についてコメントすることによって、教育に対する必要性を最小限に抑《おさ》えた。

看護の教育課程が、偏見のない一般教育のうえに接ぎ木され、多くの良識によって裏打ちされるなら（中略）、有能な看護師――生まれながら看護の才能を持っている――を見出すことをわれわれは期待できる。よい看護師は、生まれながらのものであって、つくられるものではない[4]。

ドーランドは、次に、医師たちは知識とスキルの両面で優れているとみなされるべきであり、看護師たちは決してそのような高みを目指すべきではない、彼女たちにとってそうすることは「危険」であるだけでなく、「致命的」である可能性があるという考えについて詳しく述べた。

看護師が独立した実践家になるかもしれないという恐怖を表明したのは、ドーランドひとりではなかった。一九〇六年の米国医師会雑誌の以下の声明は、看護師が学習し実施することを許可される事柄を制限するように医師を促した。

一　看護師の自発的なあらゆる試みは、（中略）医師と病院管理者によって非難されるべきである。

二　看護学校の教育課程と採用されたマニュアルは、彼女たちの義務に関する誤った考えを与え、彼女たち自身を医師の代理へと導く純粋に医学的な事柄に広範に立ち入ることなく、彼女たちの立場にある者に対する教育の欠くことのできない事柄だけに厳格に制限すべきである。

三　看護師たち（中略）の専門的な指導は、彼女たちが知る（中略）必要があることを判断できる医師だけに任せるべきである。

　これらの根本原理は、彼女たちが自分たちの領域にはない対策をとることを推奨されないように、彼女たちに対する単純な正義の問題として、看護師とやりとりのある医師によって確実に心にとどめられるべきである[5]。

　看護学校における教育の提供を増やすための組織化された看護《オーガナイズド・ナーシング》が世紀の変わり目に行ったキャンペーン《啓蒙宣伝活動》は、看護師たちが知識とスキルのうえで医師たちと同等になり、そのために医師たちのなかには病室における医師の権威を侵害するようになることを恐れる方向へ導かれた者もいた。こうなることを防ぐために、医学専門職は看護教育の重要性を過小に評価し、一定レベルの知的な達成を超えようとする努力に本来備わっている危険性について看護師たちに警告した。

　看護師たちによる医学の違法な実践に医師たちが反対することは理解できる。当時の看護は新しく発展してきた健康分野の分枝のひとつであり、治療・治癒・ヘルスケア・疾病予防に関心を示した。医師たちは病気を診断し治療を処方したが、看護師は家庭・工場・診療所・病院において絶えず患者たちと接触するなかで急性疾患に対するケアと処置を提供した。看護師は、症例探索を通して、それを必要とする人たちの助けを得て、健康を促進し維持するための予防手段を教えた。看護師たちは、医師たちと同じように、生物学・物理学・社会科学の知識を必要とした。実際のところ、彼女たちは医師たちよりもはるかに多くの時間を患者たちとともに過ごし、医師たちが不在のときには、看護師たちが患者ケアの管理において、看護判断だけではなく医学判断も行った。さらに、医師たちは、あまり多くの時間を患者たちとともに過ごさなかったために、看護師たちによって記録されたデータと観察に基づいて、医学的な決定をくださなければならなかった。看護師たちが無知で乏しい育成しか受けていなければ、患者は究極的に医学判断と看護判断の両方の誤りのために苦しむことになる。

一九一〇年以前、看護は、医学的実践それ自体と同じように、患者の健康にとって重要であることを約束された応用科学の一分野として公《おおや》けに認識されていた。しかし、専門的な看護実践の責任が増しているのにもかかわらず、看護師が知識を持つことの必要性は大幅に低く評価され、彼女を否定することが多かった。医学専門職は、これらの女性たちの真価が国民に完全に理解される前に、彼女たちとの競争を消し去ろうと目論んだ。

一九〇五年の州の医学雑誌で、エドワード・イル（Edward Ill）という医師は、トレインド・ナース《訓練された看護師》が、無菌手術を除いて、ここ三十年間に導入された最も注目すべき「医学の実践における革新」であると強調した。彼によると、「多くの実践家は彼女たちの手助けがなければ医療を実践したいと思わない」ほど、看護師の貢献は大きかった。この結論にもかかわらず、イルは看護師のなかにある「女性らしさ」という性質を称賛し続けた——教育ではなく「よい」女性が最高の種類の看護師をつくった。彼が言うように、「最高の万能看護師は、優れた観察者であり、頭の回転の速い、誠実で、機知に富んだ女性である。どんなに多くの訓練も、これらの優れた特性に取って代わることはない」[6]。

医師たちは、より知的な看護ケアの提供を促進するように計画された正式な教育の導入に公然と反対した。彼らは、ルーティン業務を遂行することに集中する看護師訓練を好み、科学的なテーマについての育成には重大な懸念を抱いていた。正式な課程の導入とともに、医師のなかには訓練学校が「医学に沿った女性の高等教育のための機関」[7]になる道を歩んでいると疑う者もいた。

この非難は、医師であり、ニューヨーク病院の最高経営責任者であるジョージ・P・ラドラム（George P. Ludlam）によってなされた。ラドラムは、一部の看護学校のカリキュラムで概説されているテーマに批判的であり、提示されている内容が、医学の実践のために男性を育成する機関において見られるものと酷似しすぎていると感じた。ラドラムは、彼が懸念している種類の具体例を示した。栄養学のひとつの科目は「熟達した分析化学者の能力を必要とするほど十分に包括的」であった。彼は、看護学生が「タンパク質、炭水化物、デンプン、デキストリン、ミネラル、そして塩分について、学者のように話す」必要がないことから、この種の教育は「役に立たない」と考えた。そのかわりに、看護師たちが「ステーキやポークチョップのひと切れを熱く、肉汁が凝結する前に給仕することや、食事量を患者の病状と食欲の程度に合わせることの重要性を理解すること」[8]を身につける必要があると指摘した。

病室での男性の優位性を好む世論に影響を与える試みとして、二人のフィラデルフィアの医師、ヘンリー・ビーツ（Henry Beates）とウィリアム・アレキサンダー・ドーランド（William Alexander Dorland）は、看護師の役割について話し合うために、一九〇九年二月に当地において公開の会議を組織した。ドーランドは、看護職に新たに生まれているリーダーシップを攻撃するテーマを設定した。看護の指導者への国民の信頼を損なう試みとして、彼女たちの「独裁的な」姿勢と「彼女たちが選んだ天職の重要性」を看護師に印象づける努力に対して、彼は看護の指導者を批判した[9]。

手ごわい市民集団が、このことと看護職に向けられた他の批判を聞くために周囲をとりかこんだ。ペンシルベニア州の最高裁判所判事であるウィリアム・P・ポッターがこの会議の議長を務め、議論されるテーマは「コミュニティの一般的な福祉にとって極めて重要なこと」である。ペンシルベニア州検視官委員会の委員長であったヘンリー・ビーツは、看護師の知識は最小限不可欠なものだけに限定すべきであることを強調した演説を行った。彼は、「病院の訓練学校で一般に広まっている教育は、話にならないほど包括的過ぎるだけでなく、危険でさえある。医師たちの機能を侵害する権利を引きうける看護師たちをほとんど完全にもたらすのに十分である」[10]と聴衆に語った。

看護師の側の知識と彼女の実践能力の法的承認の両方が、医師の権威に脅威を与えた。ビーツの意見では、看護師は、

誰もが好感を抱く気質、人を陽気にさせる表情、そして勇気を与える態度を育むべきであり、傷病者をケアするうえで大きな価値があり、途切れることのない健康の回復に大きく貢献する、それらの多数の、そして外見から判断して小さな注意を払うような準備をし、進んで行うことをいとうべきではありません。彼女は（中略）、学識が

あって、そして非常に重要であるように見せようとしてはいけません。（中略）このような基礎となる不可欠なことに加えて、彼女は、主治医の指示に賢明な従順さを示し、彼の指示を文字通りに実施することができ、快く行うべきです[11]。

ビーツは、これらの女性らしいという属性だけの承認を主張し、公的な代表者である彼の聴衆たちに、看護の教育的・経済的・法的地位は改善されるべきではないと考えていることを伝えた。彼は、改善することが国民の最善の利益にならないことをほのめかし、サービスに対する自分の訓練に見合った料金を求める賃金労働者としての看護師が「訓練が定着される前に見られたような〈慈悲の天使〉ではない」とコメントした[12]。

女性の変化する経済状態が本当の問題であった。十分に訓練された看護師《トレインド・ナース》たちは、あまり訓練されていない看護師よりも価値があった。女性たちとの経済競争を恐れて、医師たちは実践する看護師たちの料金の高騰に繰り返し不満を漏らした。多くの人たちが、看護師の教育レベルに支払ったのと同じ方法で、看護師の収入を制限するか、あるいは看護師の収入に少なくとも影響を与えようとした[13]。

男性の優位性は、女性たちを管理し、彼女たちを自分の居場所にとどめておくことによって、維持されなければならなかった。ビーツは、看護のリーダーシップに対する支配を強化する手段を主張した。ビーツは、病院の評議員会が「教育を知的に制限する」べきであると主張し、「明白な理由のためにトレインド・ナース《訓練された看護師》の教育は、医学専門職、病院看護最高管理者、そして特に看護師長の監督下に置かれるべきである、すなわち知的な公的管理の対象であるべきである」と強調した[14]。

　フィラデルフィアでの会議を締めくくる決議は、医療においては男性たちが患者に関して「病室での絶対的な権威を持ち、治療と看護の両方の管理と指図をする」べきであると述べられている。重要な意味があるかのように、この決議のなかのある条項は、「看護師たちが、教育や経験のいずれによっても相談役とみなされたり、病室の出来事を指図する特権と義務の平等性をもっているとみなされたりする能力を持たない」と書かれている[15]。

　一九一〇年以前、医学専門職には、より評判のよい看護学校の卒業生によって脅かされていると感じる理由があった。医学校の大多数における学習課目は、多くの看護学校に見られるよりも、より幅狭く、より制限されていた。医学教育のためのインターン制度（訳者注：卒後研修制度の一形態）はまだ一般的な実践ではなかった。そのため、当時の医師たちは、病院における看護学生のその頃「支配的であった」立場を少しうらやましく思っていた。医学専門職のメンバーは、看護専門職のなかの自分たちの「同盟者」が教育改革と職業的成果において医学に勝る彼女たちの道を順調に進むことを恐れた。

男性医学生は、病院における学習経験を求めて女性看護学生と競争しなければならず、男性医学生はこの競争をこころよく思っていなかった。一九〇六年にニューヨーク郡医学会で発表された発言のなかで、ある医師が健康分野における女性に対する男性の敵意を説明した。彼はこう言った。

インターンと患者とのあいだのひとつの障害は、医学専門職によって決して本来的に期待されなかった教育的な野望、パワー、そして重要性を通して、それ自体を自分のなかに取り込む看護師たちのための近代的な訓練学校システムである。

過剰に訓練された看護師は、医学生のカリキュラムの初年度に必要とされる生理学、解剖学、そして細菌学をほとんど同じ程度に学び、インターンよりも少なくとも三分の一多い時間を病院サービスに費やすことが期待される。（中略）インターンが皮下注射を個人として行わずに卒業させられることが、最近、私たちの最も広く知られている病院の一つで発見された。[16]

看護師たちが医学生を犠牲にして学んでいることは、最も「望ましくない」状況とみなされていた。競争を排除し、「ご主人さま」の実践家としての医師のイメージを維持するための取り組みの一環として、医学専門職のメンバーのなかには看護教育課程におけるすべての教育改革にかたくなに反対する者がいた。トレインド・ナース《訓練された看護師》が患者ケアを改善しているという事実を無視できるものはほとんどいなかった。

一九一〇年のインディアナポリスの医学会での会長講演において、インディアナ州のひとりの医師は、「トレインド・ナース《訓練された看護師》プロレタリアート（無産階級）」が自分の指導者から「専門職としての資格の地位に就く」ように助言されているという彼の心配を表明した。彼のコメントは、さらに、現代のアメリカの看護が医学や法学と似た職業になろうとしていることに、彼が他の医師たちとともにもともとは気づいていなかったことを明らかにしている。さらに、医師である男性たちは、看護の指導者たちの意図を知らなかったために、看護師たちが病める人のケアをはっきりと改善し、「病院や在宅での医師たちのニーズに応えていた」ために、初期の専門的成長を「止める」ためにほとんど何もしなかった[17]。

医師たちが患者たちとの成功の多くが看護師に依存していることに気づくにつれて、看護を支配したいという彼らの欲求は強まった。看護が専門化という方向に沿って継続することは、医学専門職にとって「深刻な結果」をもたらす状況と理解された。看護師たちのすべての価値と患者の治療・ケア・回復に対する彼女たちの貢献の価値を否定することは、一部の医師の不安な気持ちをおそらく和らげた。「看護師は医師の召使いであって、決して医師と対等ではない」「最高のアシスタントは決して看護師として教育されていない人である」「心の性質は最も精緻な訓練やスキルよりも優れている」[18]といった意見が、再三再四繰り返された。女性と競争することに対する恐怖が、女性の専門職としての成長に反対する動機づけになっているようである。

医師である男性たちは、看護師たちに「教育を受けている」「自立しすぎている」ことを「許可した」ことでみずからを責めた。すべての専門職集団とともに、看護が徒弟制度から離脱しようと試みていたそのときに、医師たちはこの女性たちの集団の専門職としての成長を止めたいという強い願望を表明した。医師である男性たちは、疑いなく、最低限の正式教育による徒弟制度が専門職化へ向かう成長と進歩を阻止し、遅滞させることを自覚していた。

看護が医師のニーズを満たすためにだけ存在する医療実践の隷属的な部分であるという見解は、病院や医療分野における大多数の男性たちの心に染みこむようになった。管理職ではない一般看護師は、自分たちの劣等性の存在を信じるように説得された看護学生たちは、自分たちの隷属的な立場を繰り返し思いだし、彼女たちが訓練を受けた徒弟制度システムは、彼女たちの心をこの洗脳から解放する手段を提供しなかった。病院における訓練の本質は、女性たちが他の集団や施設に奉仕するためにだけ存在するという考えから自分自身を解放しようという試みを妨げた。当時の政治的風土と社会的情勢は、看護における女性たちのために、国民の心のなかに違ったイメージをつくり出すほどにはまだ成熟していなかった。

看護師たちに対する性差別的でパターナリスティックな考えかたが続いた。ヘルスケアは「適者生存」を妨げるべきではないと信じる米国医師会会長のウィリアム・アレン・ピューゼー（William Allen Pusey）は、看護に参入すべき「適切な」種類の女性についてコメントした。一九二四年の米国医学会での会長講演のなかで、彼は次のように述べている。

> トレインド・ナース《訓練された看護師》にふさわしい仕事は、彼女が主要な責任を負う立場にあるとは考えていない。彼女の義務は、医師のもとで、患者のニーズに対するケアをすることである。彼女が通常のサービスにおいて行わなければならない仕事は、高等学校の訓練も三年間の病院での訓練も必要としない。このことは、品性と知性、責任感と初等教育を備えた若い女性たちを必要とする。そのような女性と、病院において彼女を教えるために必要とされる時間を考えると、看護技能の技術は三年間のほんの一部である[19]。

ピューゼーは、十年ほど前に、志を同じくする医師よりも、さらに少ない訓練を推奨した。

本当のところ、看護に家庭内の使用人以上のものを彼は望んでいなかった。彼は、看護師はつくられるのではなく、生まれついてのものであると繰り返し主張した。よい女性であれば誰でも行えるという主張は五十年経っても聞かれた。

医師たちは、病院付属看護学校で広く行きわたっている徒弟制度というシステムを修正し、改善しようとする看護の試みに困惑させられることが多かった。先の米国病院協会会長であるW・S・セイヤー（W. S. Thayer）は、女性たちがなぜ自分の学歴を向上させたいのか理解できないと、一九二〇年に表明した。

ところで、医師たちが病棟や研究室を求めて授業をますます放棄したがっているために、看護師たちの訓練に従事する人たちは、授業により多くの時間を割くとともに、病棟における実践的な仕事に時間を割きすぎるという不満を漏らす傾向にあり、そのことは実践的な側面が特に重要である訓練と結びついているというのは奇妙な現象である。急いで批判することには躊躇するが、看護教育に興味を抱く私たちの友人は間違った方向に向かっているのではないかと思います[20]。

セイヤーは、看護学校においてさまざまな問題が存在していることを理解していないか、あるいは少なくとも事実だと認めることを拒否したようである。そのことはまるで搾取が存在しないか、せいぜい若い女性を訓練する過程でなら許容されることであったかのようであった。彼の見解では、看護は「実践的なもの」と熟練を必要としないものに関心を持つべきであるということであった。彼は、彼の患者が受けたヘルスケアの質に満足し、看護実践の範囲が単に身体的ケアと心地よい安楽を与えるということを超えている事実が見えなかった。

この姿勢は、医学と看護とあいだのコミュニケーションに対する乗り越えられない障壁を提示した。医師たちは、看護が援助役割を果たすことで医師に仕えるためにだけに存在すると主張した。そうすることで、医師は、ケアリングのプロセスにおける、そして予防的ヘルスケアの領域における女性たちの貢献の価値を低く評価した。看護の指導者たちは、看護が援助的機能を果たしたという事実にもかかわらず、社会のほとんどすべての女性集団がそうであるように、自分たちの職業が医師の指示を実行するという限られた、そして多くは熟練を必要としない仕事を超えた、国民に提供する何ものかを持っていると主張した。

医師たちの側の性差別的態度とパターナリスティックな戦術は、看護の指導者の側に鬱積した怒りを引き起こした。看護の権威たちは、自分たちの職業が「医学専門職の単なる部分」であるとは考えず、看護師たちによって成し遂げられた改善に医師が責任を負うという主張に反対した。

自分たちの同僚の偏狭で抑圧的な見解に反対して発言した著明な医師である男性は、ごくわずかにいた。ジョンズ・ホプキンズ病院のウィンフォード・H・スミス（Winford H. Smith）は、早くも一九一二年に、看護の進歩に反対する同僚の医師たちや病院当局者たちを非難した。そのような行動をあからさまに「公正を欠いている」と言い、以下のように気づかせた。

看護の発展は、現在の病院における効率性に貢献するあらゆる要因のなかで最も強力なものであり、不当な反対にもかかわらず、そして敵意のある批判に直面しながらも、この発展はひたすら看護専門職たちのひたむきな努力から生じた[21]。

病院における看護教育に対する医学教育の支配的立場は、米国医師会の医学教育評議会が正式に「医学教育と病院に関する評議会」となった一九二〇年代に正式認可を受けた。この名称と焦点の変更は、指導的立場の会員が、病院が医師たちの利益のために用いられる方法に対してより密接に注意を払うことが医学にとって望ましいと考えたことから生じた。

一九二五年の米国医師会大会において、「医学教育と病院に関する評議会」の目的は、組織化された医学がより直接的に病院の業務に関与するようになることができる最も適切な手段であると定義された。これらの施設は、「医療実践における現代の問題のいくつかの解決策」[22]を提供できると考えられた。これまでの発展を考慮するとほぼ避けられないことであるが、「医学教育と病院に関する評議会」の設置は歴史的なプロセスの当然の帰結であった――病院との早くからの教育的な「つながり」も医学教育と医療実践の両方における機会を強化した。しかし、そのような「つながり」は、国の健康問題の解決のために最も見込みのあるものとしては役立たず、また役立ってきたこともなかった。また、より多くの機会と援助があれば、これらの問題の多くを解決することができるか、あるいは少なくとも予防することができたかもしれない看護師たちのための教育風土を豊かにすることもできなかった。

新しい評議会の設立に伴い、組織化された医学は、会員が将来においてどのように病院と看護を最善に用いることができるかについての徹底的な検討にその注意を向けることを自由裁量によって決定した。看護学校が病院のなかに存在し、看護業務が病院の主要な商品であったために、個々の医師が五十年にわたって行ってきたように、米国医師会は看護の発展についての意思決定を行う権利を有すると自動的に想定した。

したがって、一九二〇年代と一九三〇年代は、米国医師会によって指名された看護に関する委員会の前例のない激増の証人であった。しかし、医師たちが多くの時間を費やして試みたのにもかかわらず、彼ら自身が何が看護にとって最善であるかということについて合意することができなかった。看護師の専門職組織を完全に無視して、米国医師会は、独自の分離した審議を通して、それ自体を看護に関する名目上の権威にまつりあげた。女性たちの職業とそのサービスが、男性の職業の利益のために用いられる商品であるという姿勢は、公式に承認され、弾みをつけた。一九二七年に宣言された看護に関する医師会の立場は以下の通りであった。

すべての調査、研究、そして勧告は、米国医師会からであって、新しく設立された独立組織のいずれからも発表されていない。看護教育と看護業務の問題は、国民とそれぞれの医師にとって極めて重要である。それは、私たちが意見や勧告を行使し、証明し、そしてこれらの制度を成し遂げるべき問題である。それは、私たちが国民、病院、訓練学校、そして会員に対して義務を負っているサービスである。米国医師会は、公表されたなら、その解決策を実行に移し、結果として得られる原則を系統立てて説明すべきであり、それどころか、そうしなければならないのである。私たちは他者に課題を任せっきりにすると、怠慢になり、自分の責任をおろそかにし、導く方向を見失うことになる。[23]

医学はあらゆる種類の「課題」と重篤な病気のケアを実践の場で看護師たちに「任せる」ことができるが、組織化された医学は看護の指導者たちからどのような助言も得るつもりはなかった。彼女たちは、看護専門職の教育的・経済的・専門的・社会的な地位を向上させるために女性たちがひとりで放っておかれるなら、医師たちの利益に劇的な何かが起こるだろうと想定しているようであった。

看護師たちのための大学教育という考えを最初に提案したリチャード・オールディング・ビアードは、一九二三年に発表された反対意見書のなかで、看護の問題を単独で解決しようとして重大な過ちを犯していると彼の同僚たちに警告した。彼は、看護の事柄への正当な理由のない医学の介入に反対の声をあげ、医師の大多数が公共の利益のためや、「社会正義の目的」[24]につながる方法によって行動していないと感じていた。ビアードは、専門職としての女性たちの権利を尊重するばかりでなく、これらの専門職が訓練学校を改善するための自分たちの努力を方向づけていることも知っていた。看護師についてのビアードの概念は、ミネソタ州における最初の大学傘下の看護学校を設立することにつながったが、彼の同僚たちの持つ概念よりもはるかに啓発されていた。

確かに看護の指導者が行っていることの多くは、彼女たちが取り組まなければならなかったパターナリスティックなシステムを基本的に変えることはなかった。その取り組みは、看護師たちへの経済的搾取を減らしたり、女性に対して一般的に持たれている態度を改めさせることはなかったが、試みを続けた。一九三〇年代末、彼女たちは、改革をもたらすうえで米国病院協会の協力を得ようとする試みを増すことで、病院による訓練学校の支配に本来備わっている問題に自分たちの注意を向けた。この協会の会員は、もちろん、疑うことを知らない若い女性たちから暴利をむさぼる手段としてこの学校が用いられることを認めようとはしなかった。この協会の会長であり、フィラデルフィア総合病院の医学部長であるジョセフ・D・ドーン（Joseph D. Doane）は、一九二八年に、病院への批判に応えて、次のように述べた。「若い女性を教育のために訓練学校に入学させることは確かに重い義務ですが、適切に治療されることが可能でない限り、病人を病院に入院させることは、私にとってははるかに深刻な事態です」[25]。

病める人を扱うというドーンの概念は、かなり限定的で、狭いものであったに違いない。誰が病める人に処方された治療を施行したのか？　誰が二十四時間患者をケアし、とられた行動によっては、回復または死を意味するかもしれない突然の変化について患者の状態を観察するのか？　医師はそれをするためにそこにはいなかった。看護師がそれを行ったのである。にもかかわらず、病院におけるケアが有能な実践家である看護職員によって提供されたと信じるように国民を導くことは、実際にこのことが事実からはるかにかけ離れていることが多い場合、より深刻な事態ではないだろうか？「安全」なケアを約束しているのに、それを入手可能にしないことは、患者の権利の重大な侵害ではなかっただろうか？ ひとりの看護教育者として、エフィー・J・テイラー（Effie J.Taylor）は、一九三〇年代に開催された医学教育病院評議会と米国病院サービス会議の合同会議に向けて提示された看護教育に関する報告のなかで、「不可避的に不安定にならざるをえない（中略）看護業務に対する責任を、病院がこれほど長いあいだ進んで受けいれてきたということを不思議に思わざるをえない」[26]と指摘した。

病院において「不安定」な状態のもとに治療が提供されるのにもかかわらず、ドーンの見解では、病気の人たちの「適切」な治療とケアは、部分的には訓練された徒弟看護師によって施行され、資格を持つグラデュエイト・ナース《卒業生である看護師》がすべてを施行したのではない。テイラーによって提示された統計によると、平均して「一日に十時間あたり十一分間」[27]だけ徒弟が「直接の監督」を受けたとき、その徒弟は「適切に」はもちろんのこと、安全に治療を施行することができた。患者の治療とケアの質は、病院が永続させてきた神話にもかかわらず、病院の優先事項ではなかった。医師たちが看護師たちを監督している、あるいは看護師たちをこれまで監督してきたという神話は、まさにそれ——神話——である。身分の低い徒弟看護師は、病気の男性・女性・子どものケアに対して、主に監督されていないという責任を負うために、ひとりにされることがほとんどであった。

ドーンは、治療の質や患者に提供された看護ケアの改善を可能にする方法について疑問を呈さなかった。そのかわりに彼は、すべての女性が最終的に母親になるべきであると信じて、「母業という職業は確かに看護師たちが守る情報、すなわち知識によって恩恵を受けている」[28]ために、病院付属看護学校は有益な社会機関であると主張した。職業に専心することは、看護における若い女性には期待されなかった。病院の教育活動は、若い女性たちを良妻賢母に育成することによって国民に利益をもたらした、あるいはもたらしたと考えられていた。女性を母業のために、そして家庭生活のために育成することは、看護やヘルスケアの分野で貢献することは言うまでもなく、病院のなかの「病人」に対してケアを提供するために彼女たちを育成することよりもはるかに重要であった。

七年後の一九三五年にドーンは以下のことを明らかにした。

看護師のための学校（中略）が病院組織に不可欠な部門を代表するという手はずに対しての謝罪はありません。また、私はこれが最善の計画であると最初から自己主張しているのでもありません。このことは、単に、この分野のあらゆるところで最もよく観察されるスキーム（図式）であり、私たちの現在の経済的な困難に照らして、しばらくのあいだ持続するように思われるものであります。病院は、一方は必要性によって、そして他方は完全な無知によって、この手はずをもとに暴利をむさぼっているからといって、病院の動機は決して大げさに非難されるべきではありません[29]。

このことはすべてを説明するために喚起されるおなじみの主張であった。すなわち、システムは非難されるべきであり、個人はそうではないということである。しかし、女性たちを差別し、個人とより大きなヘルスケアシステムの両方に有害な抑圧的社会システムを維持しようとする、幾人かの個人とその取り組みに関する疑問を持たなければならない。具体的には、横柄でより力強い男性集団が、あまりパワーと影響力のない女性集団の希望する目標を支配・悪用・妨害しようとする威圧的な態度に疑問を持たなければならない。ドーンは一九三五年の大会で看護師たちに思い出させた。

（あなたの職業にとって）関心を持つべきそれらの他者、すなわち病院の受託者、最高経営責任者、国民、患者の助けがなければ、彼女たちが存在する状態を変えようと取り組むことは（中略）絶望的な課題です。看護師の大義は、その光り輝く大勢の受託者の手のなかでいまも安全であることかもしれません。その多くは道を示すだけでよいのです[30]。

彼女たちが自分の抑圧者と協働するという提案は、一八九〇年代以来「光り輝く大勢の受託者たち」と協力することに失敗してきた看護師たちにはほとんど歓迎されることではなかった。このような協力という取り組みは、関係したより強力な当事者、すなわち受託者を助けた。彼らにとって、世界大恐慌は看護師たちのための徒弟訓練システムを継続するための十分な理由であり、繁栄の時代においては物事が異なるという保証がすぐに手に入ることはなかった。パターナリスティックな態度と病院のなかの構造化された不平等のシステムは、より大きな社会の経済的・社会的・政治的な変化にも関係なく、容易に変わらない変化に対する障壁であった。

一部の州医師会は、看護における徒弟制度を支援する米国医師会と米国病院協会に参加し、十分な「謙虚さ」を示さなかった自分たちの看護学生を非難した。ミシガン州医学会の「看護業務と教育に関する委員会」は、一九二八年に次の立場を表明した。

本委員会は、看護師が必要以上に高い教育を受けていると確信している。それが学習の量であろうと、それが習得される方法であろうと、より高度にトレインド・ナース《訓練された看護師》たちから望ましいサービスを受けることはますます困難である。より高い入学要件と提供された入念な訓練は看護の価格を高騰させる。本委員会は、州医学会による支持のために以下の原則を承認する。

(1) 看護師は、医師の同僚や仲間ではなく、助力者や代理者である。

(2) 医師は、看護師の訓練の指揮と、訓練を提供する病院がそうあるべきであるのと同じように、その限界に関与すべきである。

(3) 看護師の訓練は簡素化されるべきであり、在学中の訓練時間は二年以上にならないように短縮すべきである。

(4) 徒弟制度による教育システムは維持されなければならない[31]。

看護師たちに対する不十分で孤立した教育システムの維持は、医学と病院の両方に安心感をもたらした。そのようにトレインド・ナース《訓練された看護師》たちが公《おおや》けの抗議を起こすことなく搾取されたために、女性たちに植えつけられた徒弟という属性を彼らは高く評価した。医師は、徒弟制度によって育成された女性労働者に対して、専門職としての優位性だけでなく、男性としての優位性をも容易に主張することができた。さらに、病院は、順応するように訓練された看護職員を、より容易に管理することができた。

アメリカ国民は、十分に教育された医師が、彼の徒弟制度によって訓練された看護師よりも「優れている」という見解を容易に受けいれた。まともに訓練されていない看護師は医師の同僚にはなりえないが、彼の召使いか「ヘルパー」ならばなりえた。看護師たちが受けた教育の質を考えると、医師たちは彼女たちと競争したり、あるいは彼女たちが自分の能力に挑戦したりすると恐れる必要はなかった。徒弟制度というシステムは、女性を男性支配の職業に隷属させ続けることに成功した。

「性差別者」の傾向がある医師のルイス・A・セクストン（Lewis A. Sexton）にとって、看護師たちに高等教育を受けさせることは「役に立つ範囲を超えた人たち」を教育するようなことである。セクストンは次のような看護師が欲しかった。

この仕事への愛と彼女が行うかもしれない善行のためにこの職業の一員となった看護師、すなわち、長くて疲れ果てた病気の時間をあまりイライラしないようにするために、進んで自分自身を捧げる看護師、ズキズキする痛みでしかめっ面になっている眉を鎮静化するその優しいタッチを必要とする男性または女性に（中略）、サリチル酸の溶解度や硫黄の原子量の知識をほとんど気に掛けずに、彼女たちのサービスを必要とするほど不幸な人すべてにひらめきと喜びである看護師[32]。

この看護師についてのセクストンの説明は、一九三一年の医学学術雑誌への報告というより「慈悲の天使」へのロマンチックな頌歌《オード》のように聞こえる。看護業務に本来備わっている責任を自覚している人びとは、大部分の病院は薬物と薬液の限られた知識しか持たない未熟な学生を配属することを知っていれば、誤った種類の「酸」が提供されることを十分に心配しているかもしれない。セクストンは、三十年前に医療を実践していた人たちと同じように、「女性らしい資質」「謙虚さ」、そして自己犠牲に重きを置いていた。女性たちの知的な発達は、彼女らを看護師としてあまり望ましくないものにした。

国民は、二十世紀半ばより前には、看護教育を支援するためにほとんど努力をしなかった。すなわち、医学教育は医科学を進歩させせられるように資金提供されたにもかかわらず、その科学の原則を社会問題に毎日適用している女性たちは、それらの原則の知識を獲得するための彼女らの取り組みに対する支持をほとんど得られなかった。看護学生たちの労働によって間接的に支払われていたために、看護教育と看護実践の発展は損害をこうむっている。

看護よりも政治的に洗練され経済的に強力である医学専門職は、健康分野における女性たちからの競争をたやすく最小に抑え、さらには廃除さえした。看護専門職は、男性たちとの経済競争に参加する可能性のある女性集団として、明確に理解されていた。女性たちは教育を必要としないという主張は、もし看護師たちが十分に教育を受けたとすると、彼女たちは自分の育成状態に匹敵する給与を要求するかもしれないという医師たちの認識から端を発するという考えを男性たちが持ったからである。さらに、知的面の解放は、より公平な治療を要求するように、病院とその仲間の市民から看護師たちを導き出すことができたかもしれない。

看護の長い歴史にもかかわらず、その社会的地位と職業的地位は低いままであった。この女性の職業の経済的な地位は、健康分野においてより最近に生じた集団によって達成されたレベルにさえ到達できなかった。しかし、看護師が女性であるという事実は、なぜこの女性たちの職業が一世紀にわたって大きな責任を引きうけてきたこの分野において、これ以上の進歩をしなかったのかという理由を説明するには不十分である。進歩の不足とそれに伴う低い地位は、女性たちは生まれつき劣っていて、圧倒的に男性の職業で達成されるレベルの能力に進むことができないという信念を強化するために十分に役立ったのかもしれない。経済的な搾取、不十分な教育、そして長年にわたる社会的な差別という伝統に根ざした看護の問題は、その歴史の大部分でこの職業を悩ませてきた。

# 第6章　行動と反応

自分たちを組織化するための看護師たちの運動は、はじめての病院訓練課程の設立と同じように、女性主導の結果であった。しかし、正式な訓練の導入は、女性に関する一般的な社会概念を変えなかった。すなわち、ビクトリア朝時代の思想が続いていたのである。最初に病院付属看護学校が創設されてから二十七年経っても、知性の発達は女性の正常な成長と発達、特に子どもを産む能力にとって有害であると考えられていた。大学教育を受けた女性は大学教育を受けていない女性ほど多くの子ども産むことができないという考えは、医師によってさえ、広く受けいれられていた。教育を受けた女性の「不妊」傾向は、一九〇四年の米国医師会雑誌（JAMA）に登場する社説のテーマであった。その言葉は次のとおりである。

女性の生殖器の発育状態が不完全であることは、以前よりもはるかに頻回に発生していることが認められている。現代の教育システムによって自由に推奨された熱心な精神的適用は、まるで個々の人間の性的側面を発達させるという人知のおよばない自然のパワーの目的をそらすうえでとても役立つかのように思われ、（中略）それでも医師たちは、私たちのいまの時代の教育システムにおいて発展し、そして残念ながらさらにまた悪化している不自然な状態に対して、もういちど抗議の声をあげるべきである[1]。

女性の知的発達に対するこの姿勢は、看護師が自分たちの教育システムを改善するための組織的な取り組みを開始する時期に特徴的であった。訓練学校が受けいれられ、広範囲にわたって設立されたあと、自分たちの新興の職業の発展を導くことができる組織を形成する必要性に看護師は注意を向けた。訓練学校の設立以前、看護の仕事は訓練されていない家事使用人たちによって行われていた。社会的に生産性を高め、自分たちの取り組みに対して経済的報酬を受けることのできる、訓練され、知識の豊富な女性たちが従事する職業としての看護の仕事を発展させることは、初期の組織主催者たちの最大の関心事であった。

指導的な看護師は、一八九三年までに、かつては嘆かわしかった病院の状態を改善し、さらに悲惨だった病気の状態と社会全体の劣悪な健康状態を向上させたかった。この社会的使命を達成するための彼女たちの熱意に促されて、女性を組織化するという手間のかかる作業にとりかかるために、いくつかの国の看護師がシカゴ万国博覧会で一堂に会した。博覧会全体に影響を与えた国際協力の精神に基づいて、著名な看護師たちが自分の計画について話しあった。アメリカとカナダの看護師は、共同企画として、自分たちの協会を結成することに同意した。シカゴで結成された準備組織は、「米国およびカナダの看護師のための米国訓練学校監督者協会Training Schools for Nurses of the United States and Canada」（一九一二年に「全米看護教育連盟National League of Nursing Education」に改名。訳者註：その後、一九五二年に「全米看護連盟National League of Nursing」に改名。略称NLN）を翌年ニューヨークで開催することを決議した。病院付属看護学校が急増するなか、この連盟の主な焦点が「訓練の普遍的な基準を確立し、維持することによって、看護職の最善の利益を促進すること」[2]であったことは、驚くにあたらなかった。教育的に重点を置くことは必要不可欠であるように思えた。

監督者たちは健全な教育課程の開発を自分たちの目標として明らかにしたが、看護師たちのための法的地位の欠如と、実践に従事する人たちを規制するうえでこのことが提示した問題は、等しく懸念材料であった。後者の懸念から派生したものとして、連盟の会員は、第一回会議において、看護における実践家の法的地位を獲得することに向けて活動できる第二の全国組織の結成を計画した。この提案は、二年後の一八九六年に「米国およびカナダの看護師卒業生協会Nurses' Associated Alumnae of the United States and Canada」（一九一一年に「米国看護師協会American Nurses' Association」。「Nurses'」の部分が「Nurses」など、微妙な変更はあった。略称ANA」に改名）の結成をもって現実のものとなった。前者の目標は教育の改革であり、後者の意図は法的地位の獲得であった。両者の目標は専門職としての看護の成長をたがいに協力して育てることであった。

ある組織の手による教育の支配と別の組織の手による実践の支配のために、コミュニケーションのずれは避けられなかった。数十年先の未来が証明するように、教育者と実践家の両者による協調行動の欠如は深刻な問題を引き起こした。この機能の分離のために、対立と誤解を伴う統一性の欠如が持続するための基盤が築かれた。この二つの別々の組織はこんにちでもまだ存在し、対立と誤解も同様である。

看護師たちの統一のために、そして教育と実践の両方において同等の、または補完的な進歩を達成するために、より政治的に健全な計画は、ひとつの組織を設立することであって、発展の方向性にほとんど合意がなく、それぞれの会員が時々互いに紛争を繰り広げるような二つの派閥ではない。両方の組織の創設者が同じ女性たちであり、さらに彼女たちは両方の組織の初期の作業を行ったので、この機能の分割はいまでは特に馬鹿げているように見える。

この二つの組織の当初からの主な違いは、想定される会員構成であった。すなわち、一方は訓練学校の監督者たちであり、他方は実践家たちである。彼女たちの関心は同じであったのか？　そのとおりと、その当時はみなされていたが、看護師たちは女性であり、当時の女性は政治的立場を持たなかった。彼女たちが引きうけた課題の重荷は、彼女たちが感じるには、ひとつの組織が引きうけるには大きすぎた。男性たちよりも現実的であったのは、おそらく、知的な発達が彼女たちの「出産機能」を遅らせないことを知っていたからであり、それでも組織に関する経験において、彼女たちは男性たちとは異なり、同等ではなかった。

これらの初期の組織主催者たちは、二年という短い期間に二つの別々の集団を設立するという誤りを犯したのかもしれないが、それでも、女性たちにとって、彼女たちの立場なりに、集団を設立するというどのような作業であっても最小限にとどめるべきではなかった。少なくとも、精神において、そして行動においても、専門職であるという自分自身の認識を尊重することはできる。さらに、人は自分の状況の犠牲者にとんでもなくなりがちであり、未来を予言するのに十分な先見の明を与えられている人はほとんどいない。こうしたことは初期の看護の組織主催者たちにもあてはまる。すべての集団によってとられる一般的な第一歩は専門職化に向かおうと決意するが、彼女たちが二十世紀への変わり目以前にすべて組織化に成功したことは、かなり大きな成果であった。他の集団と同等の認識で、長年にわたって完全な職業的地位を獲得するうえでの困難は、人を圧倒するような障害に直面した彼女たちの意図と強い願望への評価を弱めるべきではない。

自分たちの仕事が公共の福祉と看護師たちにとって非常に重要であると理解して、彼女たちはみずからが引きうけている事業の広大さを認識した。変化を急速にもたらすことが不可能であることを十分に自覚して、彼女たちは自分たちの課題に取り組んだ。一八九六年の第三回大会での会長講演のなかで、M・E・P・デイビス（M. E. P. Davis）は、自分たちが無力であることに対する会員の態度について表明した。彼女は、会員は次のように感じていると言うのである。

躊躇《ためらい》と恐怖を感じ、ある意味で、（中略）〔自分たちが〕訓練学校の経営者たちの協力がなければ、突然の、または根本的な変化をもたらすにはまったく無力であることに気づきます[3]。

デイビスと彼女の仲間は、法的立場や政治的自由もない個人としての孤立無援状態と隷属状態に気づいた。彼女たちは組織することこそできたが、自身の成長を支配することは自分たちの権利ではなく、その後数十年間もそうなることはなかった。彼女たちの隷属状態は、いろいろな意味で彼女たちの組織的な取り組みを弱体化させ、改革をもたらす試みにおける継続的な敗北の基礎であった。彼女たちの行動は、健康分野における男性支配の集団に支援と承認を求めることよって特徴づけられた。彼女たちは、承認と支援を得るための取り組みに固執したが、それらは間近に迫ることもなく、彼女たちの生涯のうちでも、他の無数の看護師たちの生涯でもそうはならなかった。

はじまったときから、看護師協会は看護師たちのなかで少数派の集団であった。結成されたときの監督者協会の会員は、学校を率いる監督者の総数の三分の一以下で構成されていた。一八九六年までに合衆国とカナダにある二二一校のうち、活動的な会員である監督者がいたのは七十校だけであった[4]。会員数は増加したが、少数派の状態であり続けた。さらに、健康分野の他のリーダーたち、すなわち主として医師たちは、自分たちの組織を設立し、看護組織の会員にはならず、基準を改善する人とは協力しなかった。

会員が少数派を構成していたために失敗を恐れ、そして看護師自身のあいだでの反目や分裂を避けるために、会員は「融和的な」態度を前提とすることが最善であるということに同意した。「融和する」ことと「反目」しないことは、彼女たちが自分たち自身のために設定した課題を完遂するためには、とても十分ではない女性としての資質であった。それらは対処メカニズムにすぎず、何年ものあいだ、対処だけを行ってきたのである。健康分野の男性たちは、彼ら自身の目的を推進するために、彼女らに対するまさにこの態度を繰り返した。さらに、融和は、看護師自身の団結力を高めるものではなく、むしろ分裂を生みだすのに役立った。病院における看護教育者たちの融和的行動は、教育者と実践家とのあいだの持続する反目と対立につながった。カリフォルニア州において、教育者たちが看護学生の労働条件を改善する八時間労働保護法に反対する病院管理者と医師の側に立ったとき、実践家はことのほか戸惑った。したがって、失敗を回避するための融和的取り組みは、実際のところ、自分たちの目標を達成することに失敗する風土をつくりだすのに役立った。

たとえば、病院の発展のような当時の改革運動と同一視することで、看護師たちはみずからを一八九〇年代に活動的であったラディカル・フェミニストではなく、「社会改革者」とみなしていた。言葉の真の意味で看護師は「改革者」であったので、そのことは自分自身の非現実的な見方ではなかった。この認識は、彼女たちがそれを呼ぶところの「酒場（パブ、すなわち男たちだけが酒を飲んでワイワイやる所）の掃除」を通して、彼女たちがアメリカの病院ケアを改革したという事実から生じた。トレインド・ナース《訓練された看護師》たち、すなわちより正確には訓練中の女性たちが病院の一員になったとき、彼女たちは、

汚物と無秩序がほぼ普遍的であることに気づいた。害虫と感染症はけばけばしい建物であっても普通であった。ふしだらな不品行は常習的であった。彼女たちは、粗野と下品さに出会うことが多く、道徳的なパワーと大胆さでうまく武装していった。通常とは異なる習慣と状態が存在した。ある美しく金持ちそうな病院では、リスター（訳者注：イギリスの外科医ジョゼフ・リスターのこと。リスターは「術後の創傷の化膿は細菌による汚染である」と警告し、消毒法を広めた。リステリア菌や口腔うがい薬のリステ

リンは彼の名前を記念してつけられた）が彼の理論を発表していたのにもかかわらず、死体安置所の処置台が手術台のために用いられていた。別の病院では、特別無料症例のために建てられた小部屋のすべては、市議会議員の愛人たちで埋められていた。善意が広まったとしても、管理が貧弱であることが多かった。看護師たちの労働時間は朝の四時から夜の十時までで、結果として細部がぞんざいになり、夜勤はほとんどいつも実質的に不在であるかのように不完全に組まれていた。このパブの掃除に飛び込んだ訓練された女性たちは、外の世界がこの世から消えてなくなったかのように、しばらくのあいだそれに没頭した。それは、従軍看護と同じくらい冒険に富み、まったくのところ向こう見ずであった。[5]

アメリカの病院の汚物と不品行に対する「闘争」に勝利して、これら改革成功者たちは、社会全体でも同様の改革を達成したいという彼女たちの願望を明らかにした。彼女たちは、自分の役割を病める人をケアすることよりはるかに広いと想像し、それはそのとおりであった。彼女たちの役割は、それでも、病める人のケアを超えて、疾病の予防を通して健常者のヘルスケアにまで広がった。グラデュエイト・ナース《卒業生である看護師》は、病院ではなく、コミュニティ、社会福祉事業団体、そして他の社会福祉機関で働いた。看護師たちは、十九世紀の人道主義運動がはじまって以来、社会のために多大な貢献をしてきた「社会改革者」であった。彼女たちは有用な女性として非常に注目され、この認識は彼女たちがどれほど有用であるかを自分に気づかせた。それなのに、彼女たちはなぜもっと多くのことをやりたがらないのだろうか？改革者としての彼女たちの自己概念は、初期の看護師たちの著作のすべてにおけるテーマであった。メアリー・アデレイド・ナッティング（Mary Adelaide Nutting）は、一八九七年の彼女たちの会議において、この団体の心情を吐露した。

世界は、病気、苦しみ、そして孤立無援の人たちのケアより以上の重要な関心を持っていません。また、その事実が認識されていないように見えても、その人たちの身体的および道徳的な改善以上に重要な関心を世界は持っていません。私たちが前者だけに役に立つと限られているのなら、その範囲について不満を述べることはほとんどありませんが、（健康に関する）教師と改革者という職務を加えると、看護という職業は、その可能性に対してほとんど限界が設定できないところに、一挙に置かれるでしょう[6]。

おそらく、これらの女性たちの願望に限界は設定できなかったが、彼女たちの職業的成長に限界が設定することはでき、そして限界は存在した。この女性の集団は、世界の病める人の「彼女たちにとってケアよりも大切な関心を持つことはなく」、健康分野の他の人たちは、病院財政と商業利益といった彼らにとっての大切な関心を持った。重要なことに、これらの組織主催者たちは自身を、病人をケアするという役割において、医師たちよりも優れていないとしても、同等であるとみなしていた。なぜなら、ナッティングが言うように、看護師は「医師のように（中略）あらゆる点で社会構造に接していて、彼女が病院にもたらした改革は、（中略）そのような仕事が必要とされる他のあらゆる生活の状況に持ち込まれることができる」[7]からである。

組織化された看護《オーガナイズド・ナーシング》がはじまった当初、職業的訓練と社会のヘルスケアへの貢献において、多くの点で、看護師たちは医師たちと同等であった。しかし、彼女たちは、人間活動の政治的および経済的な分野では、あるいは国民への影響においては、同等ではなく、みずからの職業的な理想よりもはるかに自分たちの成長を形づくることになったのは、この同等性の欠如であった。経済的要因、政治的要因、そしてそこから派生する社会的要因は、彼女たちの進歩を妨げ、貢献と改革を最小限に抑えた。彼女たちの経済的価値だけが、より政治的に抜け目がなく、商業的に熱心な集団を看護師たちの犠牲で成長させ、繁栄させることを可能にした。

まさにこれらの組織がはじまったとき、看護師のリーダーたちは「急進的な」集団でもなく、ひとつにまとまることもなかった。なぜなら、彼女らは病人をケアするのに忙しかったからである。そして、圧倒的多数は、政治的自由を持たず、法的立場がほとんど認められず、専門的職業人になる権利も持たない社会のなかで女性が直面する問題の予期しない結果に同調していなかった。また、より強力な男性支配集団が、彼女たちの理想や潜在的な有用性をほとんど考慮せずに、彼女たちの成長をどこまで食いとめることができるかということを十分に理解していなかった。真の必要性と有用性は彼女たちの不利に作用した。

手短に言うと、看護師たちが直面しているこの問題の根底にあるのは、二十世紀の変わり目における男性と女性とのあいだの関係性であった。これを過小評価して、おそらく彼女たちの恐怖のためか、改革者としての自己イメージのためか、多くのリーダーたちは、看護に参入してくる女性たちの政治的、社会的、そして経済的地位を変えるための取り組みにおいて、彼女が闘わなければならなかった抑圧的な雰囲気を調査することに至っていなかった。

最初の十年からずっと、この二つの協会の会員は、自分たちの問題が何であるのか十分には理解していないようであり、社会のすべての女性とともに彼女たちが共通して持っている問題を公《おおや》けに解決しようとしなかった。看護師たちが自分たちの問題を正しく特定していれば、そして十分に早い段階からそうしていれば、彼女たちは新世紀における真の「社会改革者」になったかもしれない。そうではなくて、彼女たちが支配できなかった限定された教育の問題への集中は、自分たちの問題を解決する方法や、あるいは女性の地位や一般的な地位の向上にほとんど役に立たなかった。彼女たちは教育問題を抱えていたが、はるかに重要な問題は、女性が男性によって支配されているという社会秩序であった。

一八九〇年代は、組織化された看護《オーガナイズド・ナーシング》の発展とともに、看護専門職にとって運命を決する重大な時期であった。リーダーたちは、意識的な選択としてではなく、周囲の状況からの圧力によって、看護師たちを訓練するための徒弟制度というシステムを温存することに決定した。すべての学校において高い水準を普遍的に保証するために、彼女たちは統一カリキュラムを開発する計画を立てた。私立の営利的な業務限定の施設の数が増加していることから、教育システムにとってかなりの脅威であった小規模病院や専門病院で行われる狭い範囲に特化した訓練の危険を減らすために、「提携」という概念を実施するために病院間の協力的な取り組みを提案した。[8]看護師たちは、すべての女性と同じように、自分のスキルの多用途性のゆえに評価され、雇用されていたことから、徒弟制度というシステムにおける主な美徳が維持されるためには、そうした専門化を避けることが不可欠であった。看護師たちは、彼女たちが執行する権限を持たない私的に所有されている教育システムの改革を望んでいた。たとえば、それぞれの病院付属看護学校が独自の基準を決定していたために、彼女たちは普遍的に受けいれられた基準を実行に移すことができなかった。それでも、何十年ものあいだ、看護師はこの目標を達成しようと努めてきた。

リーダーたちは、最初期の会議において、資格に関係なく応募者を魅了する競争手段としての賃金の使用、病院の収入を増やすことを目的とした学生のサービスの販売、学生の身体的健康を害する長時間の激務などの、嘆かわしいと気づいた一般的な実践について話しあった。最終的に、主な懸念事項は、提示される理論の欠如と、学生が疲れ果てた夜に通常は開催される授業のために認められた乏しい時間数であった。病院現場における自由放任主義的（レッセフェール、「なすに任せよ」の意）姿勢のために、これらの実践は何年も続いた。変化をもたらす圧力団体や公権力として、看護の組織はほとんど実効性のない運命にあった。

彼女たちの最も重要な焦点が、社会秩序そのものを改革することではなく、教育的な問題にあったため、看護における女性たちの才能は繰り返し封じ込められた。社会における人間の養育の身体的・心理的・道徳的な本質を懸念して、彼女たちはその同じ社会における自分自身をもっと心配すべきであった。しかし、初期のリーダーたちは、ある人が言ったように、女性的な用語で、こう望んでいた。

私たちができるすべてのよいことを行うために、私たちができるすべての方法で、私たちが手を差し伸べることのできる限り多くの人たちに、実際に病人に仕えるだけでなく、人間の長所と性格の一般的な高揚のために働くうえで、私たちの才能を最善の努力をして用いるように努めることです。[9]

二十世紀への変わり目に先立って、看護師たちが「適切な職業的精神を教える手段」として「適切な倫理綱領」の必要性を検討したことから、看護師の自己尊重にそれほど関心を持たないように見える他の多くの集団も組織していった。看護の最初の全国的な組織の設立から五年後、病院の最高経営責任者たちは、「合衆国およびカナダの病院最高経営責任者協会American Society of Superintendents of Hospitals in the United States and Canada」を設立することによって、彼女らの例にならい、一九〇八年にその協会は「米国病院協会American Hospital Association」と改名された。

このように、看護師が自分たちの表面には表れていない潜在的な貢献を概念化し、職業的な目標を達成するための自分たちの計画について話しあった同じ十年間に、病院管理者のための組織が集まり、病院発展の心臓部について話しあった。はじめから、病院組織の目標は看護組織の目標や理想と対立することが多かった。管理者たちは、病院は「企業」であり、単なる人道主義の施設ではないと断言した。設立医師のひとりは、米国病院協会の創設会員に向けて、次のように指摘した。

病院の中心的な支配権限、そして究極的な責任は、受託者、管理者、統治者、あるいはその他いろいろと、どのような名前であろうとも、理事会に委ねられている[10]。

病院協会の組織主催者たちは、私立病院と公立病院における管理方法を区別していなかった。彼らのはじめの審議は、公的資金や私的資金によって供給されたかどうかにかかわらず、最終的にはすべてのタイプの病院におけるパターナリスティックな権威構造の確立をもたらした。

（公的病院）のように法人や任命権の問題が存在するかもしれないが、（中略）統治する者は常に最終的、かつ絶対的な権威であり、方針を構想し、業務を調整し、結果に対して責任を負わなければならない[11]。

病院の理事会と受託者たちは、主に複数の医師と地域の著名な実業家で構成された。最終的に方針を構想し、看護学校を含む病院の業務を調整したのは、これらの男性たちであった。

米国病院協会の政策立案者と評議員になったのは、これらの男性たちであった。そして、病院付属看護学校の継続的運営から生まれた、結果として起こる女性たちの搾取についての「責任を負う」べきなのは、これらの男性たちであった。

この協会の設立に伴って、看護における徒弟制度の疑問はビジネス上の提案となり、そのことはいまも続いている。看護組織は、管理者たちや理事会と比較すると、権限や権威を持たない。看護師たちのための職業的訓練の目標は、病院管理の心臓部と衝突し続け、改革に対する反対はこの対立から生じた。

あとから振り返って考えると、看護師は、自分たちへの反対意見の強さを完全には認識していなかったようである。少数の人が、教育課程を改善するための自分たちのひたむきな取り組みは、彼女たちの前に立ちはだかる冷遇された状況に対抗するには十分ではないことに気づいた。社会の「よい仕事の断片の散在」と「さまざまなよい企業」における援助に批判的で、女性参政権運動に公然と共感し、フェミニストの大義を積極的に支持した元協会事務局長であるラビニア・L・ドック（Lavinia L. Dock）は、一九〇三年に権限と有効性の欠如で同僚たちと対峙した。ドックは、この集団の影響力が弱く、広範な規模で変化をもたらす公的な権力がほとんどないと非難し、次のような疑問を提起した。

協会はどの程度の影響力があるのか？

協会は国民にどの程度影響を及ぼすのか？

協会は実際に看護教育をどれだけ導くのか？

協会は病院管理者や職員とどのような重みがあるのか？

協会は協会自身の会員にどのくらいのパワーをもたらすのか[12]？


真実はこうだとドックは主張した。


協会はできるかもしれないことをやっていない。

協会はそれ自体を道義的なパワーにしていない。

協会は公《おおや》けの良心ではない。

協会は大きな公的な疑問に対して特定の立場をとらない。

協会は低い水準の人たちに恐れられていない。

協会は看護のかかわる出来事におけるあらゆる種類の新しい状態や発展が発生し、繁栄し、成功し、あるいは失敗することを許容する[13]。

ドックが失望したのは、ほとんどの協会会員が女性参政権運動やフェミニストの大義と協会とを公然と結びつけて考えなかったことである。ドックは、女性問題やその他の社会的関心事により率直になるための努力の一環として、会員の「潜在的」で「予想外のパワー」と「知的でエネルギッシュなやり方」で用いられる方法の観点から考えるように彼女たちを駆りたてた。「威圧的な」医師たちと病院管理者たちとの接触において、看護師たちが苦しむ職業的な不当行為と侮蔑行為に憤慨して、女性たちへの持続する不正行為を行う人たちが看護や女性たちの友人でもなければ後援者でもないことを、ドックは看護師たちに思い出させた。今後の行事への洞察をもって、ドックは彼女たちに次のように述べた。

私たちの男らしい兄弟のなかの一部で、新しい教育の舵を握り、導くというかなり断固とした動きが、(中略)疑いもなく進行中です。これらの同じ兄弟の何人かは、最近、その看護教育の創設者であり、指導者としての印刷物のなかで、公然と自分自身を主張しました。それは、これまでのところ、論文が取りあげている女性たちの頭脳、身体、そして魂によって成し遂げられたことを私たちがすべて知り、これらの同じ兄弟たちの意志に断固反対し、単に自分自身の女性としての個人的名声によって彼女たちの主張をしばしば通しました。[14]

ドックは、もちろん、組織化された看護《オーガナイズド・ナーシング》のリーダーの大多数にとっては、あまりにもラディカル・フェミニストでありすぎた。彼女の警告を無視して、協会は、それ自体では社会問題に関する国民的行動主義や政治的行動主義に関与しない改善のための、時期を逸した計画を立てることを試みる、つまらない細部に取りかかった。ドックが話した「潜在的なパワー」は潜在的であり続けた。学校の私有と管理において、管理者、医療部長、そして理事会の善意に依存していることを非常に強く感じ、リーダーたちはみずからの作業のまさにはじまりからこれらの集団に敵対するつもりはなかった。トレインド・ナース《訓練された看護師》は、名声、認識、そして知名度を持っていた。したがって、急進的な国民的行動の必要性は、大多数にとって正当な根拠がないように思えた。十年も経たないうちにそうなるとはいえ、看護師たちはまだ、自分たちの職業のためには、私立の学校から大学の教育へ移行するとは考えていなかった。

看護がその増え続ける問題に対処できるように自分自身を十分に組織化する前に、米国病院協会は、医師たちとともに、看護教育と看護実践のあらゆる改革に反対する自分たちの意見を組織化していた。そして、二十世紀の最初の十年間に、多くの看護師は病院協会、すなわち看護師のエネルギーをさらに分割する要因と積極的に協力しはじめた。

この協力の一部を説明すると、病院付属看護学校の最高経営責任者たちは病院の看護業務の管理者としても働いていた。この当時、卒業生たちは病院で実践していなかったために、教育者の関心は、主として卒業生の福利にはなく、学生の福利にあり、徒弟制度の課程改善にあり、卒業生の地位や雇用にはなく、病院外での実践の開発にあった。結果として、教育者たちと実践家たちとのあいだの考えの違いは避けられなかった。

病院における部門管理の一部であることによって、そして管理者たちの正式な組織、すなわち米国病院協会に協力することによって、初期の看護リーダーたちの行動は、看護教育と実践とのあいだの溝を生みだし、看護師たちは統一的で、有意義な協力関係を築くにはいたっていない。病院協会と協力するための訓練学校監督者たちの最初の取り組みは、一九〇八年と一九〇九年に、米国病院協会の「訓練学校に関する委員会」の設立をもって実際にははじまった。看護師たちの「監督者協会」の会員は、この委員会の作業に参加することを求められ、彼女たちはその作業を行った。女性委員として、彼女たちは、学校と、満たされるべき、または満たされるべきではない基準への支配を強化するために、その協会の組織された取り組みに対して意見を述べた。

この共同の取り組みにおいて、彼女たちにとっての大きな関心事である主題を扱い、女性委員としての彼女たちの尽力は、すぐにそれらのその協会へ彼女たちが吸収されることにつながった。二十世紀の十年目から二十年目のあいだに、学校の監督者たちは、病院協会の準会員になることによって、彼女たちの抑圧者と実際に力を合わせた。このレベルの会員資格では、看護師たちは協会の会議で自分たちの問題を提示することはできたが、女性たちは投票権を持たず、また組織の政策方針に影響も与えられなかった[15]。

看護リーダーたちのこのような関与は、また、病院の管理系統の性質とこの階層構造における看護監督者たちの隷属的な立場によって、ある程度説明できるかもしれない。学校がまったく非民主的に運営されていたために、監督者たちは、まるで学生のように、病院管理者たちと理事会の規則に従わなければならなかった。彼女たちは、患者のケアと学生の福利の両方に責任を負うとともに、学生たちのニーズを病院のニーズに隷属させなければならなかった。監督者たちは、看護業務の取締役と学校長として共同任命されるなかで、彼女たちの上司の承認がないと、実験することも、革新することも、あるいは変化を起こすこともできなかった。この状況を前提とすると、ドックが言うように、彼女たちは自分自身の「女性としての個人的な名声」を用いることによってみずからの計画の承認を求めた。彼女たちはまた、このアプローチを用いて、自分たちの敵対者の協会の、すなわち自分たちの大義をまったく前進させなかった立場で、議決権のない会員になることにつながる改革を実現しようとした。

この病院集団に彼女たちの誰かが加わる三年前に、一九一〇年の協会の全国大会である会員が次のように説明した。

病院の訓練学校では、他のどのような学校とも異なる条件を私たちは持っています。多数の依存している人たち（病人や女性たち）の存在は、あらゆる実験の可能性を排除しているように見えます。訓練学校は独立した組織ではありません。訓練学校は病院に最も密接に結びつけられています。すなわち、病院との結びつきは、その存在の本質的な要因です。病める人に責任を負っている病院は、適切なケアがその人に提供され、不履行や不注意に一定の罰が与えられることを、当然のことながら要求します。[16]

監督者たちが学校のなかの状態を改善するために患者ケアを「無視」した場合、彼女自身が「処罰」の対象であった。病人のケアは彼女たちが深刻に受けとめた重荷であった。彼女たちは、学生たちと同じように、

正当な権威を認め、疑うことなく指示に従わなければなりません。これらの新兵に美

徳をたたき込むのと同じ規律が、彼女が訓練している病院で用いられていれば、疑いようもなく女性に美徳を育てるでしょう[17]。

病院付属看護学校で自分自身の訓練を受け、学校長は規則の尊重と当局への隷従という、学生として彼女たちが学んだのと同じ精神で行動した。抑制、規律、そして、もちろん、改善をもたらすための間接的、すなわち直接的ではない行動が、病院管理側によって命じられた条件によって、彼女たちに要求された。病院が学校の「守護者」であることによって、そして学生たちであれ監督者たちであれ、女性たちが学校のなかにいることによって、パターナリスティックなシステムは学校と看護師たちの組織された取り組みの両方で従順な行動を強制した。この制約的な環境の維持管理は、患者の利益のために、おそらくは必要であった、またはそう主張されていた。

病院当局は、学生たちに住居を提供し、監督者が学校の運営に対して限られた権威を行使することを許可したが、どちらもこれらの施設内での彼女たちの特権的な存在に対し、譲歩し、見かえりに多くを還元しなければならなかった。支援・保護・後見、そして彼女たちのまさに生存と引き換えに、個人レベルと組織レベルの両方での対人関係が、優位にある人たちへの隷従によって特徴づけられたことは驚くことではなかった。

一九一〇年までに、医師たちの側のパターナリスティックな反応は、まったくのところ病院管理者の側の反応と同じほど明らかであった。この反応の多くは、看護の組織の設立と関係があった。医師たちは、看護師たちが組織をつくることを望まず、自分たちは専門職であるという看護師たちの主張に反対した。一九一〇年、トーマス・E・サタスウエイト(Thomas E. Sutterthwaite)という名前の医師が、看護における主な問題について、以下の主張を行った。彼が述べるには、

看護における主要な問題は少数の女性たちのせいであり、残念なことに、過度の野心を抱き、一方では医師たちに対して、他方では患者たちに対して、相手に合わせて相対的な立場をとるという不適切な観念を持っていた。彼女たちは、医師として私たちがこの運動の重大な結果を認識しそこなった一方で、(中略)誤っていて、看護コミュニティにとって危険に満ちた考えを、看護師の協会たちに注入した。[18]

自分たちの組織化するという取り組みが、実際に看護教育と看護実践の根本的な改善を通して、患者ケアを改善することを意図していたとき、自分たちの職業を組織化するという取り組みにおいて看護師たちは患者たちに対して不誠実であると批判された。サタスウエイト

は、看護の組織化を患者ケアの質の低さと関連づけた。そのため、彼は、自立した精神をもった看護師たちを非難し、「看護師は医師の小間使いであって、決して彼と同等の者ではなく、（中略）医師に対する忠誠心と患者に対する誠実さは、二つの要素からなる命題を形づくるのではなく、ひとつのものである」と言った。この医師は、他の多くの医師たちと同じように、看護師の不誠実な行為を医師に対する不誠実な行為と患者に対する不誠実な行為と同一視し、それはまだ一世紀後のいまでも生きている主張であった。サタスウエイトは、組織化された看護《オーガナイズド・ナーシング》の行動が「看護を医学のような職業へ確立することに向かって役立っているが、女性である看護師によって管理されている」[19]と強調したとき、彼の本当の懸念をさらけ出した。

　医学分野における彼女たちの「男らしい兄弟たち」の意図についてのドックの受けとめは極めて正確であった。病院協会が訓練学校の改革に頑固に反対したばかりでなく、米国医師会の会員たちは、職業としての看護の成長と彼女たちの教育システムの問題を解決するための組織化された看護《オーガナイズド・ナーシング》の取り組みを妨げるための彼ら自身の運動を開始した。一九〇〇年から引き続いている彼らの取り組みに対抗するこれら二つの協会の活動によって、看護師たちが対峙する困難は激化した。

　一九一一年の大会で、そしてその後に開催されたほとんどすべての大会で、「訓練学校監督者協会」の会員たちは、パターナリスティックな支配のシステムが看護の進歩に対する主な妨害であると特定した。ある会員は、看護が徐々に聖職者の管理から、

病院と医学専門職の管理に移り、（中略）その管理下にある（中略）看護は、病院と医学のニーズに厳密に隷属している[20]。

という結論に達したとき、この問題を正確に語った。

「健康維持と疾病予防」についての考えかたの変化に対する看護の新たな重要性に関連して、協会会員は社会事業のクリニック、公立学校、そして産業界のような病院以外の機関の職に就くことのできる、よりしっかりと教育された看護師たちに対するニーズの高まりについて話しあった。変化する看護の役割と病院以外のさまざまな施設への看護の拡大を自覚した指導的立場の看護師たちは、病院はもはや自分たちの教育ニーズを満たすことができないと結論づけた。看護師たちが求めていたのは、「ひとつの病院や病院のグループにおいてではなく、全世界に対する自分たちの最大の貢献をつくりだすために、人類すべてに奉仕するのに十分な真理を知る機会」[21]である。依然として、病院外のヘルスケアに改革をもたらしたいと望んで、看護師たちは自分たちの教育システムにますます不満を抱いていた。

一九一一年の大会で、看護監督者たちは、公的融資を伴わない私的なシステムでだけでなく、かわりに大学での教育の公的支援の必要性についても話しあった。一九〇〇年から一九二〇年のあいだに、徒弟制度による訓練を補完する目的で、病院の課程と教育施設とのあいだの正式な関係の発展をもたらすために、さまざまな試みが行われた。多くの病院が初歩的な科学の教科すら提供していなかったために、看護学校の多くの監督者たちは、高校、すなわち資産家の費用負担でコミュニティのニーズを満たすために設立された州立の公立学校に目を向けることを考えた。彼女たちは、いくつかの公的資金、あるいは異なる種類の私的な寄付が、コミュニティで用いるための看護師たちを病院が教育するのを助けると堅く信じていた。しかし、彼女たちは、高校の化学・物理学・社会学・経済学の科目が恐ろしく初歩的で、看護師たちが必要とするものではまったくない場合が多すぎることに気づいた。高等学校の教科を用いる可能性を調査している委員会は、家政学の実践的教科はほとんど教育的価値がなく、「矯正不可能な者、または無能な者」のために考案されているという話であることを発見した。

さらに、高校の校長のなかには、十八、九歳の少女は「コミュニティの社会状況について勉強するには十分な年齢に達していなく、児童の就労、職業病、非行と犯罪、売春とアルコール依存症、そして社会がこれらの状態を扱う機関のような、目を背けたくなるほど心が痛む問題と向かいあうべきではない」[22]と考えている者もいることを発見した。校長は現実を無視していた。なぜなら、監督者たちの調査委員会が述べたように、「若い看護師は病院の玄関口でこれらのことに出会うだろうし、（中略）彼女はそれらを分別をもって、そして全体と関連づけて直視する準備ができているべきである」[23]からである。

このように看護師協会は、技術専門機関、すなわち大学に目を向け、この場合もやはり成功にはほど遠かった。一九〇三年に設立されたフィラデルフィアのドレクセル・インスティテュートとニューヨークのプラット・インスティテュートの育成課程は、トピーカのカンザス州立農業大学とノースダコタ大学と同じように、開講後すぐに失敗した。看護の歴史に関する多くの書籍の著者であり、看護教育の権威でもあるイザベル・M・スチュアート（Isabel M. Stewart）は、一九一八年に、大学と結びついた育成課程を確立する試みについて、次のように記した。

そのような育成課程の成功はあまり期待できない。（中略）時間は、原則として、どのようなものであっても、大学との結びつきから大きな利益を得るには短すぎることが判明し、この課程は明確な学術的地位を与えなかった。病院はそのような仕事をしている学生には、あるとしても、ほとんどその気にならなかった。そして、追加の訓練は通常は任意に選択でき、学生の自己負担で行われたため、提供された機会を巧みに活用した学生が非常に少ないことはおそらく驚くにはあたらない[24]。

大学がこの育成課程に学術的地位を与えず、病院が出席を彼女たちに勧めていないため、看護学生は、彼女たちの認識されていない取り組みに対して、あらゆる経済的負担を引きうける理由がなかった。この教育分野における病院の支配的な管理は、かなり原始的な性質である徒弟制度による訓練——病院のひとつの病棟から別の病棟に移動させられることによる学習——を永続させた。試用期間中に正式な指導を導入することは、新入者が病院にとって経済的価値の最も低い初期訓練段階に投資するひとつの試みであった。

はじめは少数の病院だけで導入されたが、この試用期間中の指導は徒弟制度で開発された最初の重要な教育的特徴である。しかし、それは幅広くも急速にも病院に受けいれられなかった。正式な課程は一八九三年にはじめて導入されたが、著名な学校では一九二三年までまだ実験的であった。一九二〇年代、訓練の初段階は、病院当局にとって、体力と年季奉公中の困難に耐える能力に関して彼女たちを審査するときであった。一九三〇年代まで、正式な課程は、ほぼすべての学校で共通の特性とはならなかった。

病院当局の大部分は、徒弟制度による訓練を補完する目的で病院間の提携という考え——

看護師の実践に彼女たちが必要とするジェネラリストの育成を維持する手段として看護師協会によって提案された方法――に反対すら行った。病院は、学生の経験を広げることが本拠である施設への不誠実という感情につながることを恐れるために、提携に反対した。一九〇八年に、医師と米国病院協会の会員は、何十年にもわたって多くの人によって抱かれていた見解を表明した。

他の病院との提携はとても重大なことである。それは、学生たちがさまざまな状態、異なり対立することの多い規則と規制、そしてさまざまな看護監督たちの特性に直面しているために、不満や不平を生みだすのかもしれません。どこであれ、施設の利益に対する忠誠心は、つくりだすのが困難である。産科を経験するために私たちの看護師を派遣しているが、(中略)この計画には憂慮すべき困難が存在する。[25]

三〇年間、大小の病院の職員は、提携の使用、すなわち徒弟制度の基本的なあらゆる変更を伴わない革新と闘った。管理者のなかには、そのことが所属病院に対する忠誠心を弱体化させるのではないかと恐れる者もいた。他の人たちのなかには、学生が別の施設にいるあいだの追加費用と学生サービスという犠牲に反対する人もいた。一部の人は、自分の病院の外にいる学生たちのための追加の経験を手配するときに求められる必要な調整をしなければならないという不都合に単に反対するだけであった。

経営側の反対にもかかわらず、看護のリーダーたちは、提携が看護の一般実践に欠くことのできない領域の内容や経験を提供できない教育課程においては、基準要件として確立されるべきであることを絶え間なく主張した。彼女たちにとって提携は、徒弟制度が比較的有能な看護師を育成するうえで効果的でありうる唯一の合理的手段であるように思えた。

一九一六年、全国看護教育連盟の「教育に関する委員会」のメンバーであるエラ・フィリップス・クランドール（Ella Phillips Crandall）は、米国病院協会の会員たちに対して、提携の支持を強く主張した。彼女は、提携が看護業務に対する病院の経済的ニーズを満たすと同時に、看護師たちにジェネラリストの訓練を提供する唯一の方法であると主張した。病院の職員の承認を得ることを望んで、クランドールは次のように語った。

> このような提携は、彼女たちが働いている病院やコミュニティに対する不正行為になることなく、達成することができます。このような提携に反対する多くの偏見が依然として存在していますが、それは疑問の余地がなく学生サービスの経済的ニーズと標準化された教育要件の唯一の解決策です。[26]

看護師の仕事の性質上、必要とされるスキルの多用途性のために、彼女たちは徒弟制度課程でこの提携の提供を受ける権利を持っていた。それでも、一九五〇年代まで、ほとんどの学校でそれはさし迫っていなかった。病院管理を代表する広報担当者は、病院が地域のニーズを満たすために、教育の基準は需要と供給の法則の支配下にあるべきであると主張し続けた。基準が不十分であること、または、基準がまったくないことを正当化するものとして、この主張が一九一二年一月に開催された「ニューヨーク市病院会議」の執行委員会の会議の結果によって示されている。病院付属看護学校に入学するのに先立って、一年間高校で学ぶことを要求するという、その州の組織化された看護師たちの取り組みに反発して、この委員会は、この要件が「学生不足」を生みだし、「適切に設備が整い、倫理的に管理された訓練学校を運営している病院に対して困難」をもたらしたと主張した[27]。病院管理者たちは、基準が「柔軟に」保たれることを主張し、学校を運営するのに適した方法を明らかにするうえで、より自由な裁量を求めた。

入学要件の低いことが「公共の利益」であるという経営側の主張は、看護リーダーたちの行動がその同じ「公共の利益」にとって有害であるという考えに向けた世論形成に役立ったことは間違いない。しかし、組織化された看護《オーガナイズド・ナーシング》は、病人や病院のニーズに気づかず、また無知でもなく、これらのニーズを否定しない改革だけに着手しようとした。そのため、クランドールは、提携の要件を受けいれるように病院を説得する取り組みのなかで、一九一六年に、この最低基準は、病院に遵守された場合、「あらゆるコミュニティの病院における需要と供給のバランスを乱さないで、すべての看護学生にほぼ同等の利益を提供できるようにする」[28]と特に強調された。提案された改革を宥和的な調子で提示することは、組織化された看護《オーガナイズド・ナーシング》が病院協会の会員たちに近づく方法の典型であり、そうでなければ、彼女たちはさまざまな問題について話すことを許されなかっただろう。

支援を病院と医師に依存していたために、組織化された看護《オーガナイズド・ナーシング》の作業は失敗するという傾向が組みこまれていた。一九一二年、看護師の全国的な会議で、ヴァージニア州シャーロットヴィルのヴァージニア大学病院付属看護学校の監督者であるメアリー・ジーン・ハードリー(Mary Jean Hurdley)は、看護教育に対する公的支援に賛成した。看護教育それ自体を支援することを国民が看護教育に期待する限り長く続くことに気づいて、彼女は以下のことを指摘した。

高等教育機関、または一生を捧げる仕事のための育成を行う機関で独立経営をしているところは、どこにも、そしてどの時代にもありませんでした。弁護士、医師、看護師が効率的に社会に奉仕できるように育成するために、社会は費用の一部を負担しなければなりません[29]。

ハードリーの見解では、既存の教育機関と医療施設の教員と設備を用いることは、看護教育課程の運用費用を削減し、無駄な取り組みの重複を防止するということであろう。なぜなら、

医学訓練に必要なものは、まさに「訓練学校」における仕事に必要とされるものだからです。公教育の大きな悪のひとつは、教育施設の不必要で、かつ行き過ぎた重複であり、慈善活動のエネルギーと資金を浪費することは、国家の資金を浪費することと同じように責められるべきで、（中略）両方の資金は社会に属し、節約されるべきです[30]。

しかし、ハードリーとその同僚たちは、自分たちの性別にしっかりと染みついた偏見に取り組んでいた。職業のために女性たちを教育することは、健康分野においては最優先事項ではなく、また公共の優先事項でもなかった。一九二〇年代までに、徒弟制度が看護師を教育するための社会的に効果的な方法ではないことが証明されたが、権威筋と一般国民は徒弟制

度がそれを行うための唯一の正しい方法であるとなおも主張した。

全国看護教育連盟が教育の基準を改善する計画を立案していた時期に、「看護師卒業生連合Nurses' Associated Alumnae」（後の「米国看護師協会American Nurses' Association」）の会員たちは、実践家の法的承認を得ることを求めた。この組織化された取り組みに対する反対は、教育の基準に対する反対と同程度に強力であった。すなわち、看護師の法的承認（厳格な州への登録と免許法）は、多くの人たちの心のなかで、女性参政権の問題とつながって、激しい抵抗を受けた。

女性参政権とのつながりにもかかわらず、この二つの問題はむしろ別々のものであった。女性参政権は、女性の政治的自立の問題を扱っていたが、一方で、看護師たちの登録は、看護師が病人のケアに従事するために訓練され、その資格がある人物として法的承認を得るための取り組みであった。たとえば、男性看護師は、看護師実践法を制定するための運動以前には、女性看護師と同様に法的承認を得ることができなかった。看護師登録の問題全体は、女性たちの投票権を求める闘いとはほとんど関係がなかった。

登録は職業的な問題であり、教育的な問題でもあった。看護師自身は自分たちの問題を女性たちの問題とみなしていなかった。そのかわりに、彼女たちの取り組みは、訓練されていない看護師よりも、むしろ訓練された看護師が料金のために看護ケアを提供することが許される唯一の人として承認されるという単一の問題に限定されていた。看護師たちの運動は、女性たちが投票権を得ようと悪戦苦闘していた時期と同じ時期に行われたが、この二つの運動は関連することも、連携することもなかった。

看護師たちは、単に、他の職業集団に与えられる社会的是認と保護を望んでいただけである。医学や歯学とともに、看護が健康分野における最初の三つの組織化された職業のひとつであったために、看護師たちは歯科医師や医師と同じように認められることを望んでいた。このことは十分に合理的であったが、ここでも再び彼女たちが女性であるために、自分たちの野望を実現する権利がないという基本的な問題を見落としていた。彼女たちらは二級市民であったために、初期の、効果のない看護師実践法の制定によって、二級職業になることを運命づけられていた。

投票する権利、男性たちから自立した状態、そして男性たちに匹敵する職業的立場のあいだの完全なつながりは、自分たちの教育課程と実践の管理を獲得しようとする初期のリーダーたちによって真剣に考慮されていなかった。教育と狭い職業的目標が障害になった。看護師たちは意図したとおりに法的承認を得たが、この承認は、専門職として男性たちから独立して機能する自由を、彼女たちに得させなかった。そのかわりに、これらの法律は医師に対する看護師たちの隷従をより明らかにしただけであった。そのため、看護師たちは多くの反対と闘い、非常に早い段階で法的地位を得たが、これらの法律は看護師と医師のあいだの不平等を単に制度化したにすぎなかった。これらの州の看護師実践法は、この持続する不平等に公的な是認を与えた。

したがって、ジョン・スチュアート・ミルのように、男女間の平等に関する小論文のなかでは、常に説得力をもって述べられている。

人類社会のあけぼのにおいてすべての女性が（彼女にたいする男性の評価［中略］にもとづいて）、ある男性に束縛されていたという事実から生まれたのである。国家の法律および制度は、つねに、個人間にすでに存在している関係をそのまま認めてつくられる。法律や制度は、ありのままの事実を法律上の権利とする。そしてこれに社会的承認をあたえる。そのねらいは、これにより無秩序で不法な腕ずくの闘争のかわりに、これらの権利を主張し保護する公《おおやけ》の組織的手段を置きかえることにある。すでに隷従をよぎなくされていた女性が、いよいよ法律的にも隷従しなければならないことになったのも、こういう次第であった。同様に奴隷制度も、はじめは主人と奴隷とのあいだのたんなる実力関係にすぎなかったが、のちにそれが規律化され、主人同志の規約事項となった。そして彼らは相互に共同防衛の義務をもち、その団結の力によってめいめいの私有財産を保障し、奴隷をもそのうちに含ませた[31]。（大内兵衛・大内節子訳『女性の解放』岩波文庫、一九五七）

徒弟制度による支援・後見・保護の保証を通してすでに病院に縛られ、看護師たちに対する法的な認識が医師たちの権威に彼女たちを縛った。彼女たちが獲得した認識は、医師たちの監督下で看護を実践するという認識であり、それ以上のものではなかった。医師たちの権威に対するこの法的な隷従は一九七〇年代まで続いた。これまでに、看護師たちを自立した実践家として認める新しい看護師実践法を制定した州はごくわずかしかなかった。圧倒的多数は制定していなかった。このように法律制度は、教育制度と同じくらい効果的に看護師たちを抑圧してきた。実際には、多くの看護師は常に専門職として自立して機能してきたが、彼女たちにとってそうすることは違法であるために、大部分は行わない。

医師と看護師の不平等を法律に組み入れることによって、看護師実践法は医学的な性差別に法的な承認を与えた。すなわち、男性がそれらの女性がいるかいないかにかかわらず、女性を監督することになった。看護師たちが実践に従事している状況の大部分で医師が不在であるために、多くの場合で、この監督はそのときは文字通り不可能であったし、いまも不可能である。立場の違いを法的に認めることを通して男性たちの独立と女性たちの依存という神話を維持することは、明らかに女性たちに対する偏見である。

さらに、初期の法律は、国民の保護のためであるべきということで、看護を実践した訓練された人と訓練されていない人とを区別することの真の社会的必要性を取りあげていなかった。法律のなかにこの規定がないことは、単に経済的な配慮のせいであった。女性に対する商業的不正行為は、それを防止する、または縮小するための法律が存在していなかったために、より簡単に行われる可能性があった。看護師の法的立場は、男性と女性の実践家たちのために健康分野に存在するダブル・スタンダードの唯一の例を提供している。医学と歯学は、実践についてのまともな基準を破壊するために働く競争相手として、自分たちの分野に参入する完全に訓練されていない人に対して長期に対処する必要はなかった。

二〇世紀半ば以降まで、まれな例外を除いて、組織化された看護《オーガナイズド・ナーシング》は、実践を効果的に管理する法的規定を達成できなかった。誰かが看護をすることを望めば、文字通り、誰でも看護に従事することができた。ニューヨーク州は、有償で看護実践に従事するすべての女性たちを効果的に管理する法律を制定した最初の州であった。「認可」法に対抗する「強制」法と呼ばれるこの法律は、一九三八年に可決されたが、一九四七年まで発効されなかった。

さまざまな州における強制的な看護師実践法に対する反対の声は、病院、医師、商業的職業紹介所、そして看護師になるための短期講習や通信制講座を運営している人たちからあがった。病院が看護学校を所有していたために、この問題に対する支援を求めて看護師たちは米国病院協会の会員に嘆願した。彼女たちの嘆願にもかかわらず、米国病院協会の会員の大多数は、雇用のために、看護を実践している人たちにあらゆる法的制限を課すことに圧倒的な力で反対し続けた。病院協会は、訓練学校に入学した人たちに影響を与えるために、間接的にさえ役立つかもしれないすべての立法行為に反対した。

公立病院は、看護師たちを支援するかわりに、実践を規制する法律の前向きな変化に公然と反対することで、商業的病院や通信学校と力を合わせた。彼らは、それが階級に基づく立法行為であり、そのために非民主的であるという理由で、そうした立法行為の支持を拒否した。このような立法行為は他の職業集団にもすでに存在していたために、これが階級に基づく立法行為であるという主張はこの事例には適用されなかった。そのことが国民の不正行為と搾取を排除することを目的としていたために、それが非民主的であるという主張は意味をなさなかった。

第一次世界大戦のあと、徒弟制度が再び強固な地盤のうえに打ちたてられたとき、医師たちはますます自分たちの看護師に対する非難と敵意を表明した。彼らは、看護師は「真の医師の助手」にとどまるべきであり、病人の自宅における「通いのお手伝いさん」として継続すべきであると主張した。「彼女自身のために」、彼らはより高い基準と法的保護を求めるよりも、むしろ「もう少し人間的であること」を彼女に望んだ。彼女が知る必要があることのすべては、「書く、読む、推論する」[32]方法であった。一九二三年、米国医師会の代表者は、看護問題は「盛んに論じられる厄介な問題」となり、看護師は「医師の訓練された副官にとどまる」べきであると結論づけた。一九二〇年代の看護師に対する彼らの敵意の高まりは、登録の取り組みと全国看護教育連盟によって表明された、より高い推奨される基準に対する反応であった。

一九二九年に開催された米国病院協会の全国大会において、リチャード・P・ボーデン（Richard P. Borden）は、看護教育に対する病院理事会の見解と誰が基準を管理すべきであるかということについて発表した。病院理事会が健康を維持するという「ビジネス」のなかにあることを強調して、ボーデンは次のように主張した。

基準がどうなるかを誰が決定すべきか？　もともと関心を持っていて、したがって判断する資格のある当事者とは、その指示のもとに看護師たちがみずからの職務を遂行しなければならない医師と病院であるというのは真実ではないだろうか？　医師は自分たちが求めることを行ってくれる有資格の看護師を望み、病院は病院で看護業務を行う看護師を望んでいる。さしあたり、病院理事会に姿を変えたビジネスマンたちは、投資に対して適切な運用益を生みださない教科で看護師たちを教育することにお金をかけないだろう[33]。

ボーデンは、看護師たちのための教育に対する何十年も続く姿勢を、うまく表明した。組織化された看護《オーガナイズド・ナーシング》が対処しなければならなかったのは、この姿勢であった。そうすることで、看護リーダーたちは、既得権益集団の抑圧的なパワーに抗して公的活動をとるために看護師たちを組織することにはほとんど時間を費やさなかった。リーダーたちは、訓練の有無にかかわらず、看護のそれぞれの実践家が直面する嘆かわしい状態を知っていたが、この状況を是正するための公的活動はほとんど行わなかった。その代わりに、彼女たちは個人的に自分たちの問題に取り組み続け、一九三〇年代には米国病院協会と「協力する」取り組みがさらに増えた。

全国看護教育連盟の会員は、「米国病院協会とのより緊密な協力関係の必要性」を明らかにし、少なくとも公的問題である看護問題を解決するための取り組みにおいて、「その連盟との協力を申しでた」。彼女たちの過去の失敗がこの取り組みの共同選択から発生していたことを忘れて、一九三九年に、連盟は議長として医師を仰ぐ新しい「米国病院協会の看護委員会と協力する委員会」を新たに設立した。一九三六年の連盟の大会で、委員会の報告は、他の会員との「最も楽しくて幸せな関係」が確立されたことを示した。さらに、看護の会員は以下を信じた。

この共同活動を通して築きあげられた関係は、互いの問題のよりよい理解をもたらすために大層役立ち、私たちの二つの協会のあいだのより緊密な協力の重要性を強調しました[34]。

合同委員会の作業に対するこの反応は、これらの女性たちが善意と病院協会の改善された意図をどれだけ信じていたかを示した。彼女たちは、問題の歴史を十分に調べずに、無意識のうちに過去の過ちを繰り返した。彼女たちの支援を求める探求、すなわち男性たちとの「幸せ」で「楽しい」関係を求める探求は、病人のケアに必要であると考えられていたものの、彼女たちの貴重なエネルギーを浪費した。このエネルギーは、教育システムの変化に対する彼女たちの支援を動員するために、国民や米国看護師協会に属する実践家たちに伝えることにあてたほうがよいだろう。病院と医学集団の両方に看護師たちと協力するつもりがほとんどなかったので、このことはとくに指摘された。

全国看護教育連盟の会員は、一九四〇年になって、ようやく医学集団と病院集団からの支援を得られる見込みがないことに気づき、その年に、彼女たちは一般に認められている能力の教育課程で維持されるべき基準を評価し決定するための連盟自身の認証委員会を設立した。他の集団の支持の有無にかかわらず、看護師たちが承認した学校において、自分たちの方針を立案し、自分たちの基準を管理することを看護師たちが決定したということは、看護の歴史上はじめてのことであったため、このことは重大な進展であった。看護師が二十世紀の最初の十年間に、自分たちの問題を女性の問題と認識し、その第一歩を踏み出していたらどうなっていたかは推測するしかない。

看護師たちが教育的な問題を統制しようとしたとき、米国病院協会の会員は断固として反対した。彼らは、いつものように、看護の基準の問題を扱うすべての、そしてそれぞれの委員会で、平等な代表権と投票権を持つことを自分たちの組織に望んだ。病院協会は「連盟」の課程認証の承認を拒んだ。看護師たちは彼らの認証委員会に正式な代表権を与えることを拒否した。彼らの要請に応えて、「連盟」の委員は、彼らの細則がその組織の常任委員会に対する正式な立場で役目を果たす「資格があることを連盟の委員だけに許可する」と簡単に答えた。

しかし、基準を管理することに向けて第一歩を踏みだすことは、論争を終わらせなかった。

一九四〇年代は、健康分野、すなわち看護全般における三つの最大集団のあいだの対立と騒動の十年であり続けた。医学は、看護の状況を検討する取り組みを強化し、米国医師会の代議員は一九四五年に以下のように宣言した。

この問題は、間違いなく、多数の権力の利益と責任のひとつであり、そこでは医学専門職および病院管理部門が、看護分野で可能な限り最も完璧な教育課程もたらすことを援助するうえで、彼らの経験と権威の重要性を用いるために主要な役割と責任を国民に負っている[35]。

看護における不正行為と国民の搾取につながったのは、このタイプの権威と影響であった。こうした権威は解決をもたらさなかった。それは問題を解決する代わりに、問題をつくりだした。看護とヘルスケアの問題に関する公報者たちとして、医師と病院当局者は、この国民的関心の重要な領域における自分たちの管理を維持した。ヘルスケアを取り巻く本当の争点や問題について情報提供をされなかったため、看護師たちと同じくらい、国民は被害者であった。

女性に関するビクトリア朝の人たちの思想に大きく影響されて、看護リーダーたちは「淑女 lady」であり続けることを意図しているようであった。彼女たちがビクトリア朝の人たちの隷従という概念の多くを受けいれたことは、彼女たちの著作に反映され、彼女たちの行動によって示されている。彼女たちは、自分たちの問題を敏感に自覚していたが、それらを解決するために保守的なアプローチをとった。宥和的な態度と行動は、病める人をケアするうえでの彼女たちの重い責任と義務と連動して、パターナリスティックなシステムに対処する女性としての彼女たちの本当の社会問題と政治問題の正確な分析を妨げた。

# 第7章　看護とヘルスケア

私たちの歴史を通してずっと、病院は、経済計画が、たとえあったとしても、ほとんどない状態で運営されてきた商行為であった。それらは公的施設ではなく、むしろ地方の私的施設として運営され、医学教育のための病院の発展はこの所有者にふさわしい精神を強めるために役立っただけであった。実際のところ、複雑な教育病院の発展は、政府の介入を受けることなく、これらの施設の運営から医師たちが利益を得る機会を増やした。その結果、質の高いヘルスケアを必要とするすべての人たちにそれを提供するという社会的使命は、経済機能と教育機能に次ぐものと考えられてきた。

病院はいつも可能なかぎり最善の方法で国民に奉仕するために存在し、これが達成されたと信じるようにアメリカの人たちが説得させられてきたのなら、彼らは確かに神話を信じるように説得されてきたことになる。国民は健康分野における強力で率直な専門職のリーダーシップをあまりにも長いあいだ信頼し、社会の健康ニーズとそれらが満たされる手段についての評価に大きく依存してきた。

アメリカのヘルスケア制度を取り巻く問題は、二十世紀のはじめに生じた変化や出来事にそのルーツがある歴史的展開に由来した。こんにちの懸念は過去の懸念でもあった。すなわち、病院における費用や質に関する管理がないことである。管理者たちと医師たちは、患者の利益よりも自分たちの利益に関心を持っている。病院や医師たちは公共の利益を犠牲にする健康産業で暴利をむさぼっていると非難されている。さらに、国の健康政策もなければ、健康維持のための計画に向けた国の取り組みもない。質と社会経済の規定は、米国医師会が典型例である主に私的な利益集団によって無視されたり、あるいは無効にされたりしてきた。健康は私的問題であり続け、まだ公的責任になっていない。

看護師たちが特に長いあいだ自覚してきたこの問題のルーツは、過去も現在も、病院がサービスを提供する人たちのニーズとは対照的に、病院のニーズが健康分野における強力なリーダーたちの心を奪ってきたことである。自分たちの管理を維持するために医師たちによって用いられ、ときには反社会的戦術であったのにもかかわらず、社会学者と国民は彼らを理想化し、完全な専門職としての公的イメージを維持できるように医師たちを助けてきた。組織化された医学《オーガナイズド・メディシン》は、非常に重要な社会問題を生みだし、かつ永続させてきたが、国民は依然として医学的パターナリズムを受けいれ、健康と病いの問題に関する最終的な権威として医師たちを尊敬することが推奨されている。歴史的に、医師たちは病気それ自体にだけ狭い関心を示し、病気を引き起こす社会状態と心理状態にはあまり注意を向けなかった。

看護師たちは、伝統的に、そして現在も、この国のほとんどすべてのヘルスケア施設で、ほとんどの人たちに提供されるケアの大部分に責任を負っている。医師たちはこの責任を負う場面にいないことが多い。すなわち、一時間の外科的手術手技は、どれほど欠くことができなくとも、あるいは毎日五分間の回診であっても、来る日も来る日も一日中ケアの継続性を維持するという看護専門職の独自の取り組みの機能とは比較することができない。看護の継続的で専門的な監視は、医学診断を受け、処方された治療を受けている患者たちの回復を保証するためには絶対に不可欠である。

看護はヘルスケアである。もし健康分野における現在と未来の危機が効果的に解決されるためであるのなら、社会はこの事実に真っ向から立ち向かわなければならない。一〇〇年以上前に、フローレンス・ナイチンゲールは、健康と看護の科学的な法則がひとつであり、同じものであることを強調した。こんにち、別の著名な看護師は、「専門的な取り組みの分野としての看護の目標は、人びとが健康を成就し、保持し、取り戻すのを援助することである。看護師が関心をもつ現象は、人間が健康を成就しようと努力しているときの健康探求行動と対処行動である」[1]と指摘した。

ヘルスケアが国の重大事であるのなら、国は、病院やその他の場所で看護ケアを提供している女性たちの地位について関心を持つようにならなければならない。たいていの場合、多くの病院で専門的看護の心遣いが得られないことが多すぎる。優れた看護業務がなければ、忙しい医師によって口述される疾患と処方された治療の医学的な表記のあるなしにかかわらず、質の高いケアを得ることができない。ケアの提供における女性たちの役割を検討することなしには、ヘルスケアは十分に理解されることはできない。女性たちの職業としての看護は、一世紀にわたって抑圧されてきたが、その問題の多くは単に女性全般を取り巻く社会の態度を反映しているのにすぎない。

健康分野における看護の役割は、アメリカ社会における女性たちの役割の縮図である。完全な専門職としての地位、またはそれを獲得する機会が与えられていないために、看護師は自分のキャリアに生涯かかわり続けることを期待されていない働く女性とみなされている。ヘルスケア自体のように、社会の改善に対する女性たちの貢献の潜在力の開発は、合衆国における優先的な検討事項ではなかった。教育と専門職としての地位を獲得するための看護師たちの取り組みは妨害を受けてきた。地域的および私的に管理される病院における分離された教育課程によって、看護はその開発に対する公的な関心、または公的な支援を得られなかった。公的資金を用いた看護教育への資金提供は最近の進展であり、これらの資金額は多くの他の集団に提供されている額と比較してまだまだ貧弱なものである。

看護師たちは、元来女性であるため、彼女たちの役割に対する伝統的な認識は、提供される看護ケアの種類と質、そしてこのケアとその分配の手段が改善される程度に少なからず影響してきた。高等教育機関よりもむしろ病院付属看護学校で受けた彼女たちの看護キャリアの準備は、質に一貫性がないだけでなく、隷属状態に報いることによって進取の気性を抑えてきた。

容易に変えることができない状況にとらえられて、看護リーダーたちは、健康分野における男性支配集団に黙従することによって、自分たちの職業と国民に損害を与えた。二級市民としても機能している二級職業人たちは、国民と公然と情報を伝えあわない。顔がないこれらのリーダーたちは、健康分野におけるサイレント・マジョリティ（物言わぬ多数派）を代表しているが、国民には彼女たちを見ることができず、政治的活動を美徳または必然とみなしていない。ヘルスケアはいつも強力な人たちが勝つ傾向にある地方政治の影響を強く受けてきたため、女性たちの教養の欠如と積極的とは言えないリーダーシップは、好ましい変化をもたらすうえで無効であり続けた。


激しい妨害を受けるという背景にもかかわらず、職業としての看護は、二十世紀半ばから、かなりの進歩を遂げてきた。現在（訳者注：本書の出版は一九七六年であることに注意）、看護は専門職によって管理されるすべての看護学校のための基準と国家認証を確立している。専門職看護師たちの大学での育成は、いまでは広く受けいれられているが、いまだに普遍的な現実ではなく、看護師たちに必要とされる教育の種類と質については議論が続いている。

一九六五年まで、米国看護師協会は、看護教育に関する最初の方針声明を策定しなかった。

同協会は「専門的な看護実践をはじめるための最低限の育成」は学士課程教育であるべきであるという立場をとった[2]。

一九六五年までそのような政策声明が公表するのを待っていた組織化された看護《オーガナイズド・ナーシング》は、病院を効率的に機能させ続け、大量の看護師を輩出するためには徒弟制度がどの程度不可欠であるかを明らかにしている。いまでもなお、医師たち、病院当局、そして一部の看護師たちは、病院付属看護学校の閉鎖に反対し続け、これらの施設が病院の人手不足に対応するためのニーズを満たす最善の手段を提供していると主張している。

看護教育における重要な革新は、二年制のコミュニティ・カレッジ（訳者註：四年制大学〔ユニバーシティ〕が深い学問を追究するのに対し、コミュニティ・カレッジは実質的なスキルを身につけることを主眼とする。さらに、ユニバーシティへの編入を目指す準備課程ともなる）での準学士課程の開発であった。そのような看護師たちのための技術教育は、おそらく、他のどのような要因よりも、病院付属看護学校の閉鎖の原因となっている。公的資金によって支えられたこれらの準学士課程が成功していなかったとすると、病院付属看護学校の閉鎖に向けた動きは、おそらく現実となるようなことはなかっただろう。これらのコミュニティ・カレッジ課程の設立は、病院付属看護学校課程の数を減らしながら、看護の人手不足に対応するためのニーズを満たすことができる手段を提供した。

看護教育におけるこのような革新と大学課程数の増加にもかかわらず、影響力のある医学当局者は、財政的な理由だけで病院付属看護学校は継続され続けなければならないと、なおも主張した。たとえば、米国看護師協会が方針説明を公表した一年後の一九六六年に、医師たちは、これらの大学教育を受けた看護師たちは、病院に配属され、患者に直接ケアを提供する看護師ではなく、教員、訪問看護師、そして管理者になると主張した。著名な医師たちは、大学が医学生を支えているのと同じように、看護学生を支える責任をやがて引きうけるかもしれず、しかしながら、彼らの見解では、この政策と伝統における変化は、仮にそうなったとしても、ゆっくりと起こるはずであると認めた[3]。昔のように、教育機関への看護の移行に反対する主張は、看護師たちが「看護の理論」を学ぶことに多くの時間を費やしすぎると患者ケアの質が被害をこうむることを強調している。医師たちは、それでもなお、知識の習得に時間をかけるという看護教育者たちの傾向に本来備わっている危険が存在すると主張している。

看護教育者は、おそらく、まだ実務経験と正式な教育をどのように結びつけるかという問題に対する理想的な解決策に到達していないかもしれないが、このことは多くの教育者と医師も含まれる職業集団にとって悩みの種となる共通の懸念事項である。スキルはどのような実践においても重要であるが、起こってくる社会的な需要の変化に専門職が対応するのを可能にするのは、知識基盤と研究への貢献である。国民と教育者たちの両方は、経営上定義される病院のサービス需要、すなわち医学は看護が維持されるのを望むという狭い焦点だけを満たす教育の形態に本来備わっている危険を考慮する必要がある。

病院は教育機関とみなされ、「コミュニティ」志向であると言われたが、それは病院の壁の内側のコミュニティと定義され、より大きなコミュニティ、または国全体に対するその責任に関連して、その機関の目標を検討するための協調的な取り組みにはつながらない限定的な定義であった。病院はいまもなお狭い焦点を維持し、この理由から、看護はこれらの機関とより緊密な教育的な関係に戻ることはほとんどできない。看護師たちが前に進む代わりに後退するためには、健康分野で達成すべきことがあまりにもたくさん残りすぎている。訓練のための徒弟制度は、現状を疑うことのできない看護師たちをつくりだした。そのため、彼女たちは既存の実践のなかの欠陥を助長した。

私的に管理されたサービス機関で看護師たちが受けた教育は、その機関自体の伝統、儀礼、そして視野の狭い関心によって大きく影響され、抑圧的でパターナリスティックであった。これらの病院における権力構造は権威主義的であり、それは少数のエリートに最も役立つシステムであり、職員と患者たちに損害を与えるように機能することが多かった。権威と説明責任についての疑問は、現在も看護とヘルスケアにおいて最も重大な考慮を必要とすることであり、そのなかで働く権力構造に疑問を投げかける看護師はまだほとんどいない。彼女たちは、自分自身のニーズ、あるいは入院の患者や国民全体のニーズに目を向ける代わりに、既得権益集団を支援しないことがあまりなかった。

看護師たちと国民の両方は、ヘルスケア提供システムにおける権威の問題を検討する必要がある。他のどのような理由よりも看護師たちが女性であることから、看護は伝統的に「援助」職と定義されてきた。一九一〇年より以前には、看護師たちは現在よりも健康分野における自分たちの自立した機能を確信していた。近代的な病院における熟練した看護の導入以前は、患者たちは死ぬためにこれらの施設に行くことが多かった。看護師たちは、死亡率を下げるうえで医師たちに廃棄された役割を果たしたのではなかった。すなわち、彼女たちは自分自身の職業を自立して実践し、そうすることで、生命を救ったのである。彼女たちは、予防的ヘルスケアに重点を置くことによって、全体としての社会の利益になる改革をもたらす道具になりたかったのである。しかし、国家政策の重点は、健康ではなく病気であり、その結果として看護に対する支援の不足を招いた。

医師たちは、病院における自分たちの権威という地位を通して、この病気に対する重点を永続してきた。看護は多かれ少なかれ医学的権威に縛られていたために、健康への集中に向けてゆっくりと移行してきた。「医師の手を伸ばす」目的で「医師たちの監督下で」機能する自分たちの「医師の側の論理の場所」に看護師たちがとどまるという、一九七〇年に米国医師会によって採択された米国医師会「看護に関する委員会」の声明を、こんにちでも、医師たちはいまだに想定している[4]。

残念なことに、患者ケアの改善をもたらそうと試みる高学歴の看護部長と病棟看護師長は、原因や理由がほとんどないまま、仕事を解雇されることが多すぎた。最近、イリノイ州の病院のある看護師長は、ある日の勤務中に白いナースキャップをかぶらなかったために解雇された。ナースキャップは、純潔、尊厳、そして慈悲の天使という無垢の時代遅れの象徴であり、患者のためのケアと管理の責任を処理するという彼女の責務の遂行に不可欠であるとはほとんど言えなかった。そのような女性の隷従を意味する象徴や神話は、もはやどのような有用な機能も果たさないだけでなく、成長と変化を妨害するものとして役立つ。

ナースキャップよりも重要な他の神話が、看護師たちを縛りつける。そのひとつは医学的監督という神話である。看護師たちは医師の存在下で実践することはなく、絶えず彼らに監督されているわけではない。看護ケアは医師の助言や存在がなくても実行される。医師たちによる不在監督は、実際には、法律によって認められるべき現実である。社会における女性たちの役割をめぐる現代の論争は、医学から離れて、自立した専門職集団として機能する看護の「権利」に対する時代遅れの法的支配を変更するための公的支援を看護師たちが得るのに役立つはずである。医学と看護の両方が二つの別々の職業であり、互いに異なり、しかしながらどちらも欠くことのできないサービスを提供していることを、社会が認めるときがきている。

病院ケアの質に関する一九六八年の研究のなかで行われた調査では、患者たちが看護師にほとんど期待せず、医師の意思決定能力と比較して、看護師のそれはたいしたことがないとみなしていることを見出した。患者たちは、看護の領域内の問題についてさえ、医師の注目のほうを好んだ[5]。患者たちと看護師たちの両方が、この看護師の地位の格下げに苦しんだ。これらの知見は、五年以上たっても実践の場で繰り返され、医学的パターナリズムの有害な影響の証拠を提供している。看護師たちは、男性であろうと女性であろうと、自分たちの教育的な育成のレベルに関係なく、彼女たちが患者のためにできることには限界がある。看護師の行動に関するこれらの観察は、明らかに医師たちが看護師たちについて表明した伝統的な見解からの副産物である。看護師たちが「劣った」立場を維持することの望ましさは、医師の心のなかでだけ「よいこと」であり、看護師や患者にとってはよいことではない。国民は、病院で提供されるケアに対する彼女たちの究極的な取り組みを実現しない、量販店的な医師のパターナリスティックな態度を強化してきた。

歴史的にアメリカの医師は、社会において最も高く、最も尊敬されている地位のひとつを享受してきたが、経費管理を実施したり、包括的な健康プログラムの提供を怠ったことによって、彼らの特権を悪用した。彼らは、代わりに、彼らが依存している国民や看護師たちの利益よりも、むしろ病院の利益、他の医師たち、そして営利志向の集団の利益を特別扱いにする傾向があった。

医師たちは看護師たちを自分と一緒に働く女性として認識することはほとんどなく、一方、看護師たちは医師たちを、医師に対する看護師としてだけでなく、男性に対する女性としても関連づけている。患者たちは看護師たちの判断を信頼するように奨励されたことはなく、一方、看護師たちは自分たちの取り組みが無視されるか、制限されていることを判断するインセンティブ（動因）がほとんどない。本当の意味での改善のために、国民は、医師が提供しなければならないものと看護師が提供しなければならないものとを区別しなければならない。ヘルスケアの質は、看護師たちに対する自分たちの姿勢がそれによって変えられる医師たちと国民の両方によって、区別が受けいれられ、承認されるまで、大きくは改善されないであろう。

医学と看護は共通の目標と関心を持つ職業集団の補完的な「ペア（対《つい》）」を構成してこなかった。両者は近接して発展してきたが、このことは患者たちの利益にとって効果的なコミュニケーションや協力的な活動のいずれにも結実しなかった。医学の実践がより高度に発達し、技術的になるのにつれて、医学は看護に職務を引き継いできたが、ヘルスケアにおいて誰が何をなぜ行うのかということについての看護師たちの意見を身につけるために、医師たちは自分から積極的に看護師たちと理解し合おうとはしなかった。

伝統的に、ほとんどの看護師は、自分たちの不平等な地位を変えるための批判的な評価や公的な活動を行わずに、徒弟制度によって育まれた態度でその地位を受けいれてきた。看護師たちは、患者の福利に影響を与えることのできる範囲が限られているために、患者の擁護者になることも躊躇《ちゅうちょ》した。そのため、患者たちは、平均的な一般人には紛《まぎ》らわしく、ヘルスケア関連職の善意に依存しているシステムにおいて、患者たちの利益に配慮する人が誰もいないままにされていた。

看護師たちは、国民の圧力を、自分たちの能力と才能を完全に活用することを保証する国の健康政策を策定する方向に向かわせるべきである。このことは、まわりにいる医師に付き従う白衣を着た女性としての看護師を描くマスメディアの表現によって傷つけられた看護師のイメージに、いくらかでも注意を払うことを求めている。国民は、この看護師の役割の描写と看護における新しい発展に関する情報をめったに報道しないニュースメディアによって、誤った方向に導かれている。ヘルスケアの革新に関する報告は、看護師たちについて言及しているかもしれないが、それは皮相的なものにすぎない。国民が看護師たちを適切に活用するためには、看護師がヘルスケアにおける自分たちの役割にもっと好意的な注目を惹きつけることが不可欠である。

看護のイメージは、国民と看護師たちの注意を必要とする別の大きな問題によっても傷つけられている。組織化された医学《オーガナイズド・メディシン》が看護に及ぼす統制の問題は、看護師のサービスを利用するよりよい方法を模索することを国民に推奨するものではない。医師たちは自分自身を看護のための広報担当者に任命する。広報担当者としての医師たちは、看護と看護が奉仕する国民にとって何が最善であるかということについて、自分自身のパターナリスティックな態度を永続させてきた。看護に関する医師側の声明は、依然として、看護業務に対する国民の実際のニーズよりも、女性たちの経済的立場と社会的地位に、より多く関連しているように思われる。

看護専門職は一世紀以上にわたってアメリカのヘルスケアと病院のシステムの不可欠な部分であったために、国民は可能な限り最高の看護ケアが患者たちに利用可能となっているという信念に基づいて、多くのことを受けいれてきた。しかし現実には、このことは真実ではなかった。さらに国民の誤った理解は、看護のなかの数多くの紛らわしい階層の実践によって助長されてきた。雇用上の慣行に関するこれらの階層は、患者たちと看護師たちの双方の利益または不利益に対して用いられるのかもしれない。他の職業では、看護とは違って、十分に教育を受けている者が差別されることはほとんどない。他のすべての職業では、実践家たちは教育を受けることによる資格に基づいて評価され、このことは看護でも真実であるべきである。しかし、病院はいまもなお、看護業務を提供するために、あまり教育を受けていない女性を雇用することのほうを好んでいる。

ヘルスケアのひどい質に対する最近の、そして現在の批判を考えると、看護の発展とこの集団が強く主張しければならない問題に、国民はもっと自分たちの注意を向けたほうがよい。一世紀のあいだ、看護業務の欠陥はアメリカのヘルスケア・システムの一般的な欠陥の指標を提供してきた。患者たちは、病気のときに自分のためのケアを受けるために最高の資格要件を満たした看護師を利用できる権利を有している。病院に雇用されている看護師たちの教育状況と実践能力に関する公的な評価と知識は、その病院の医師の評判と同じように重要である。患者ケアについての現在の多くの批判は、ヘルスケアの場における資格要件を満たした看護師たちの不適切な雇用にまでたどることができる。

国民は、現在活用されているよりもはるかに多くの看護師を用いることによって、より多くの自分たちの看護師を要求することができる。看護という職業は、その成員の実践能力と専門知識の改善に進歩を遂げ、国民はよりよく生育された看護師たちを得ることに由来する改善を十分に利用すべきである。これまで看護に就く女性たちは、医師という神のような役割との関連で、謙虚で貞淑な召使いの役割を強いられてきた。公的な認可と承認によって後者と結びつけられていたために、看護師たちは医師の人間的なもろさを疑うことがめったになかった。看護師たちはいつでも医師による判断の誤りを観察することができたが、医師たちと同等の職業的地位と判断の信頼性を認められていないために、彼女たちの批判が国民に対して持つ影響力はほとんどなかった。看護師たちが患者たちとその家族によってさまざまに活用されたなら、より高い患者満足度が得られるだろう。

看護師たちは、日常業務において、社会のほぼあらゆる所得層と接触している。看護師たちは、学校、産業界、家庭、病院、保健所、軍隊、そして病める人をケアするすべての機関に戦略的に配属されている。看護師たちが国民に助けられてヘルスケアを発展さえすれば、彼女たちの潜在的な貢献はヘルスケアの改善をもたらすことができる。それはアメリカのヘルスケア・システムを苦しめているものに対する最良の治療法であるかもしれない。

専門的な看護は、消費者の健康ニーズを満たすうえでのオープンで公的なリーダーシップを発揮しはじめなければならない。ヘルスケアにおける支配的な影響力は、女性をなだめるという私的で物静かな嘆願に屈することはないだろう。すなわち、経済的に動機づけられた強力で男性支配の集団にとっては、自分たちの利益や地位が脅かされていることは合理的ではない。看護師たちは自分自身とその役割に対する態度を変えなければならない。看護のリーダーシップの役割の、狭くてひたむきな教育的目標と職業的目標は、看護を前進させたり、ヘルスケアを改善させたりすることはないだろう。看護師たちの責任感と説明責任は、病院や医師たちのニーズを満たすことから、患者や国民のニーズを満たすことへと切り替えなければならない。国民は、自分たちの看護師たちの利用を拡大し、ヘルスケアと病院ケアの領域における彼女たちの可能性を発揮するための取り組みを支援することによって、多くを得ることができる。

他の職業集団と比較して、看護は非常に高度に発展し、より複雑である。補助者と准看護師は、看護において受けいれられている労働者であり、さまざまなレベルでの教育課程が明確に定義されている。いまは看護が提供できるケアを提供することに力を注ぐときである。社会は、専門的で技術的に育成された看護師たちの才能と能力を効果的に活用しないことによって引き起こされた無駄をほとんど許すことができない。

ヘルスケアにおける問題に対する健全な解決策は、ケアの提供を取り巻く謎・神話・混乱を除外するために、国民が、自分たちの健康システムと病院システムについて、より正確かつ十分に情報を提供されることを必要とする。この方向への小さな一歩は、健康分野で最大多数の実践家を輩出してきたことから、そしていまも輩出していることから、アメリカの看護の成長と発展を理解することである。

# ノート

## 第1章

1 Francis R. Packard (1938). *Some Account of the Pennsylvania Hospital*. Philadelphia: Eagle Press, p. 2. この短い歴史の表題は、ベンジャミン・フランクリンによって執筆され、一七五四年に公表された同名のオリジナル出版物からとられた。一九三八年版の作者は、フランクリンによるオリジナル作品から広範囲にわたって引用した。

2 N. I. Bowditch (1851). *A History of the Massachusetts General Hospital*. Boston: John Wilson & Sons, p. 5.

3 John Fehrenbatch (1902). The Relation of Politics to the Hospital. *Transactions of the Fourth Annual Conference of the Association of Hospital Superintendents, 1902*, as reprinted in the National Hospital Record, Vol. II (1902), p. 37〔この協会は、一九〇八年に米国病院協会（American Hospital Association, AHA）と改名された。毎年の議事録は、全国のさまざまな出版社によって発行された。以後、発行年と参照頁とともに、病院最高経営責任者協会またはＡＨＡの議事録として引用される〕

4 同書 p.36.

5 Report of the Committee on How to Reduce the Annual Deficit (1903). *Transactions of the Association of Hospital Superintendents*, p. 52.

6 社説（一九〇三）、*The Journal of the American Medical Association*, 40, p. 314〔これ以降、JAMAと略す〕

7 R. R. Ross (1909). Report of Committee on Hospital Progress. *Transactions of the AHA*, p. 412.

8 S. S. Goldwater (1909). The Appropriation of Public Funds for the Partial Support of Voluntary Hospitals in the United States and Canada. *Transactions of the AHA*, pp. 242-245.

9 Council on Medical Education and Hospitals of the American Medical Association (1924). Third Presentation of Hospital Data. *JAMA*, 82, p. 118.

10 *Transactions of the Association of Hospital Superintendents,1905*, p. 56.

11 Charles Phillips Emerson (1911). The American Hospital Field. In Charlotte A. Aikens, ed. *Hospital Management*, p. 18. Philadelphia: W. B. Saunders Company.

12 Arthur Dean Bevan (1908). Medical Education in the United States: The Need of a Uniform Standard. *JAMA*, 51, p. 566.

13 Abraham Flexner (1911). Hospitals, Medical Education and Research, *Transactions of the AHA*, pp. 368-369.

14 C. G. Parnall (1920). The Selection and Organization of Hospital Personnel. *Transactions of the AHA*, pp. 98-99.

15 *Transactions of the AHA*, *1922*, p. 220.

16 William Allen Pusey (1924). Some Problems of Medicine. *JAMA*, 82, 1905-1908.

17 David B. Skillman (1939). What Hospitals Can Do For and Against Socialized Medicine. *Transactions of the AHA*, p. 459.

18 同書 p. 460.

19 C. Rufus Rorem (1930). *Capital Investment of Hospitals*. Publication No. 7, Washington, D. C.: The Committee on the Costs of Medical Care, pp. 9-10.

20 Oscar R. Ewing (1948). *The Nation's Health: A Report to the President*. Washington, DC: U. S. Government Printing Office, p. 10.

## 第2章

1 Mary Alice Snively (1895). A Uniform Curriculum for Training Schools. *Proceedings of the American Society of Superintendents of Training Schools for Nurses*, p. 26. これらの議事録はさまざまな出版社から発行された。後続の注記では、協会の名称、大会報告の開催年次、そして参照頁が引用される。

2 George H. M. Rowe (1902). Observations on Hospital Organization. *Transactions of the Association of Hospital Superintendents*, p. 65.

3 同書

4 George P. Ludlam (1906). The Organization and Control of Training Schools. *New York Medical Journal*, 83, p. 851.

5 May Ayres Burgess (1928). *Nurses, Patients, and Pocketbooks*. New York: Committee on the Grading of Nursing Schools, pp. 34-35.

6 Council on Medical Education and Hospitals of the American Medical Association (1924). Third Presentation of Hospital Data. *JAMA*, 82, p. 118.

7 *Transactions of the Association of Hospital Superintendents, 1905*, pp. 56-58.

8 *Transactions of the Association of Hospital Superintendents, 1904*, pp. 170-172.

9 Essentials of a Nursing Education. *National Hospital Record*, 11, pp. 2-3.

10 *Transactions of the AHA, 1908*, pp. 78-81.

11 The Editorial Viewpoint. *National Hospital Record, 1908*, 11, p. 1.

12 *Proceedings of American Society of Superintendents of Training Schools, 1896*, p. 65.

13 G. W. Olson (1913). How the Small Hospital May Be Made Self-Supporting. *Transactions of the AHA*, p. 434.

14 一九〇四年七月三日付けのイリノイ州シカゴの医師R・L・ラーセンから編集者に宛てた手紙。*New York Medical Journal*, 80, p. 235.

15 一九〇四年七月十六日付けのチャールズ・W・コロックから編集者に宛てた手紙。*New York Medical Journal*, 80, p. 235.

16 Charlotte Mandeville Perry (1910). Pupil Nursing Outside the Hospital. International Hospital Record, 14, p. 23. Charlotte Mandeville Perry (1914). Pupil Nurses on Outside Cases. *International Hospital Record*, 17, p. 10. タイトルにもかかわらず、この学術雑誌は、厳密には米国アメリカの出版物であった。以前は National Hospital Record というタイトルであったが、米国病院協会の設立当時はその公式機関誌であった。

17 *Proceedings of the American Society of Superintendents of Training Schools*, 1909, pp. 186-187.

18 *Proceedings of the American Society of Superintendents of Training Schools*, 1902, pp. 30-33.

19 同書 p. 20.

20 Committee of Examiners of Registered Nurses (1913). *Course of Study Recommended for the Training School for Nurses in Wisconsin*, Wisconsin: State Board of Health, p. 9.

21 *The Statutes of Ohio Regulating the Practice of Nursing and the Minimum Requirements for Recognized Training Schools*. Columbus, Ohio: The F. J. Heer Printing Company, 1915, p. 17; California State Board of Health, Bureau of Registration of Nurses (1923). *Requirements and Course of Instruction for Accredited Schools of Nursing*. Sacramento: California State Printing Office, pp. 5, 7; Connecticut State Board of Examination and Registration of Nurses (1916). *Survey of Training Schools for Nurses*. Connecticut: State Board of Examination and Registration of Nurses, pp. 4-5.を参照のこと。

22 "Report on the Joint Session of the Council on Medical Education and Hospitals and the American Conference on Hospital Service," *JAMA*. Vol. 100 (April 15, 1933), p. 1182.

23 Committee on the Grading of Nursing Schools (1934). *Nursing Schools Today and Tomorrow*. New York: Privately publishing, pp. 159-160.

24 Robert E. Neff (1929). The Cost of Nursing Education to the Hospital. *American Journal of Nursing*, 29, p. 1119.

25 同書 p. 1120. また、この態度の明確な表現に対しては、Richard P. Borden (1925). Nursing Education from the Viewpoint of the Hospital Trustee. *Transactions of the AHA, 1925*, p. 119. を参照のこと。

26 Report of the Board of Trustees (1925). *Transactions of the AHA*, p. 119.

27 Paul H. Douglas (1921). *American Apprenticeship and Industrial Education*, New York: Privately published, pp. 20-21.

## 第3章

1 Mary Adelaide Nutting (1896). A Statistical Report of Working Hours in Training Schools. *Proceedings of the American Society of Superintendents of Training Schools, 1896*, p. 39.

2 同書 p. 36.

3 The Eight-Hour Day. *National Hospital Record, 1908*. 11, p. 3.

4 Nutting to Meade (1918. 12. 6). Nutting Papers, Archives of the Department of Nursing Education. Teachers College, Columbia University, New York, New York.（後続の引用されたすべての手紙はこれらのアーカイヴスのなかに保管されている）

5 Baker to Stewart (1918. 6. 20).

6 同書

7 Nutting to Baker (1918. 6. 29).

8 W. A. Baker (1919). A Flagrant Injustice. Typed manuscript, Nutting Papers, pp. 2-3.

9 Baker to Nutting (1918. 7. 12).

10 Committee for the Study of Nursing Education (1923). *Nursing and Nursing Education in the United States*. New York : The Macmillan Company, pp. 406-415.

11 *Proceedings of the National League of Nursing Education, 1915*, pp. 185-186（これ以降はNLNEと引用）

12 *Proceedings of the NLNE, 1913*, p. 79.

13 Sacramento *Enquirer*, March 25, 1915.

14 Lila Pickhardt (1914). The Eight-Hour Law As Applied to Student Nurses. *Proceedings of the NLNE, 1914*, pp. 109-110.

15 *Transactions of the AHA, 1915*, p. 130.（引用された資料は裁判所の決定からの抜粋である）

16 *Proceedings of the NLNE, 1915*, pp. 184-185, 188.

17 California's Eight-Hour Fight. *The Modern Hospital*, 11 (January 1914), p. 62.

18 Editorial Comment (1914.2.). *American Journal of Nursing*, 14, pp. 332-333.

19 *The Nurse*, 2, 1921, pp. 5-6. また*The Nurse*, 1, 1921, p. 7.の社説を参照のこと。この定期刊行物のシカゴの出版社は、看護教育と実践の水準を引きあげるために企画されたすべての立法と規制の方法に対する宣伝の分配を自分の主要な焦点として選択した。看護の組織化と標準化において、医師を援助することを主要な目的とした出版物として、その内容は政治的な性格を持っている。Our Aims and Aspirations, *The Nurse*, 1, 1920.8.16, p. 1.を参照のこと。

20 Jamme to Nutting (1913. 5. 1.)

21 Nutting to Jamme (1913. 5. 9.)
22 Nutting to Jamme (1913. 5. 3.)
23 Marie Hadden to Nutting (1913. 10. 11.)
24 *Transactions of the AHA, 1915*, p. 91.
25 *Proceedings of the NLNE, 1915*, pp. 184-185.
26 Isabel M. Stewart (1919). Movement for Shorter Hours in Nurses' Training Schools. *American Journal of Nursing*, 14, pp. 439-440.
27 同書
28 Committee for the Study of Nursing Education (1923). *Nursing and Nursing Education in the United States*, p. 223.

## 第4章

1 *Proceedings of the American Society of Superintendents of Training Schools, 1896*, p. 66.
2 同書 p. 67.
3 同書
4 *Transactions of the AHA, 1913*, p. 277.
5 Report on the Joint Session of the Council on Medical Education and the American Conference on Hospital Service (1933.4.15). *JAMA*, 100, p. 1179.
6 C. Rufus Rorem (1933.4.15). Comparative Costs of Undergraduate and Graduate Nursing. *JAMA*, 100, p. 1180.
7 Committee on the Grading of Nursing Schools (1934). *Nursing Schools Today and Tomorrow*,

New York: Privately published, pp. 101-102.

8 Paul H. Fesler (1932). Hospital Nursing Costs: How Are They To Be Met?. *American Journal of Nursing*, 32, p. 638.（この論文は一九三二年四月二日にテキサス州サンアントニオで開催された全国看護組織の合同大会（隔年開催）でオリジナルが発表された）

9 C. W. Munger (1935). The School Committee and the Hospital Board. *Proceedings of the NLNE, 1935*, pp. 134-136.

10 William O. Stillman (1910.1.15). A Successful Experiment in Educating Efficient Nurses for Persons of Moderate Income. *New York Medical Journal*, 91, pp. 110-111.

11 John Dill Robertson (1920). Home and Public Health Nurses and Their Training. *JAMA*, 74, pp. 481-483.

12 同書

13 William James Mayo (1920.7.31). Observations on South America. *JAMA*, 75, p. 314.（主に看護について述べられているが、この文献のタイトルは、メイヨーが南アメリカに旅行して、当地のヘルスケア・システムを観察したという事実に由来している）

14 Richard Olding Beard (1913.12.13). The Trained Nurse of the Future. *JAMA*, 61, p. 2151.

15 *Transactions of the AHA, 1913*, pp. 157-158.（引用された参考文献は、通信制講座によって生じる問題について、興味深い考察を提供している）

16 Correspondence Schools for Nurses. *JAMA*, 60 (1913.5.31), p. 1713. The Doctor Again Picked Out For An Easy Mark. *JAMA*, 60 (1913.2.20), p. 600. Correspondence Nurses. *JAMA*, 88 (1927.4.2), p. 1083.（通信制講座のための精巧な速報が準備された。一九三三年付のニューヨーク州ジェームズタウンにあるシャトークワ看護学校の速報が典型例である。これは、コロンビア大学ティーチャーズ・カレッジの看護学部のアーカイブに、さまざまな広告資料と一緒に保存されている）

17 Chicago School of Nursing (1932). *Splendid Opportunities*. Chicago: Chicago School of

Nursing, p. 9.（このパンフレットはニューヨーク市のコロンビア大学ティーチャーズ・カレッジ看護学部のアーカイブにある）

18 *Transactions of the AHA, 1922*, p. 180.

19 Committee on the Grading of Nursing Schools (1934). *Nursing Schools Today and Tomorrow*, p. 45.

20 Harlan Hoyt Horner (1934). *Nursing Education and Practice in New York State with Suggested Remedial Measures*. Albany: The University of the State of New York Press, pp. 3-38.

21 同書 p.7.

22 同書

23 Elizabeth C. Burgess (1932). What Are Nurses Going to Do About It? *Proceedings of the NLNE, 1932*, pp. 49-50.

24 同書

25 看護師の経済状態は以下のリリー・メアリー・デイヴィッドによる論文のなかで報告された。Lily Mary David (1947). The Economic Status of Nurses. *Monthly Labor Review*, 65, pp. 20-27. Working Conditions of Public-Health Nurses. *Monthly Labor Review*, 65, pp. 302-303. Working Conditions of Private Duty and Staff Nurses. *Monthly Labor Review*, 65, pp. 544-548.

26 Lily Mary David (1947). The Economic Status of Nurses. *Monthly Labor Review*, 65, p. 27.

27 同書 p. 21.

## 第5章

1 John Stuart Mill and Harriet Taylor Mill (1869). *The Subjection of Women*. London: Lomgmans, Green, Reader, and Dyer, p. 31、〔大内兵衛・大内節子訳（一九五七）、女性の解放、六二頁、東京：岩波書店〕

2 Isabel M. Stewart (1921). Popular Fallacies About Nursing Education. Reprint from *the Modern Hospital*, 17, p. 2.

3 William Alexander Newman Dorland (1908). *The Sphere of the Trained Nurse*. 一九〇八年五月二七日のフィラデルフィアの看護学校における演説、

4 同書

5 JAMA (1906.12.1). Nurses' Schools and Illegal Practice of Medicine. *JAMA*, 47, p. 1835.

6 Edward J. Ill (1905.8). The Trained Nurse and the Doctor: Their Mutual Relation and Responsibilities. *The Journal of the Medical Society of New Jersey*, 2, pp. 36-38.

7 George P. Ludlam (1908.2). The Reaction in Training School Methods. *National Hospital Record, 1908*, 11, p. 4.

8 同書

9 William Alexander Newman Dorland (1909). *The Autocracy of the Trained Nurse*. Philadelphia: Physicians' National Board of Regents, pp. 16-24.

10 Henry Beates (1909). *The Status of Nurses: A Sociologic Problem*. Philadelphia: Physicians' National Board of Regents, p. 6.

11 同書 pp. 4-5.

12 同書 p. 17.

13 看護師との経済競争に対する懸念の表明については、以下を参照のこと。Theodore Potter

(1910.5). The Nursing Problem. *New York Medical Journal*, 91, p. 998. Theodore Potter (1919.1.25). The Supply of Practical Nurses. *JAMA*, 72, pp. 276-277. Theodore Potter (1919.12.20). Medical News. *JAMA*, 95, p. 1920.

14 Henry Beates (1909). *The Status of Nurses: A Sociologic Problem*. Philadelphia: Physicians' National Board of Regents, p. 21.

15 同書 p. 29.

16 W. Gilman Thompson (1906.4.14). The Relation of the Visiting and House Staff to the Care of Hospital Patients. *New York Medical Journal*, 83, p. 744.

17 Theodore Potter (1910.5). The Nursing Problem. *New York Medical Journal*, 91, pp. 995-996.

18 このようなコメントなどの例として以下を参照。Thomas E. Satterthwaite (1910.1). Private Nurses and Nursing: With Recommendation for Their Betterment. *New York Medical Journal*, 91, pp. 108-110.

19 William Allen Pusey (1924.6.14). The Trend in Medical and Nursing Services. *JAMA*, 82, p. 1916.

20 W. S. Thayer (1928.6.16). Inaugural Address of the President of the American Medical Association. *JAMA*, 90, p. 1920.

21 Winford H. Smith (1912.5). Again The Nursing Problem. *International Hospital Record*, 5, pp. 7-8.

22 Council on Medical Education and Hospitals (1925.5.30). Report of the Council on Medical Education and Hospitals. *JAMA*, 84, pp. 1655-1660.

23 American Medical Association (1927.5.21). Minutes of the Seventy-Eighth Annual Session of the AMA. *JAMA*, 88, pp. 1642-1643. 米国医師会によって任命された看護に関する委員会に関するより詳細な情報については、以下を参照のこと。JAMA (1923.6.30). Report of the Council on

Medical Education and Hospitals. *JAMA*, 80, pp. 1928-37; JAMA (1923.3.24). Annual Congress on Medical Education, Medical Licensure, Public Health and Hospitals. *JAMA*, 80, pp. 851-853; JAMA (1927.4.9). Report of the Committee on Nurses and Nursing Education. *JAMA*, 88, pp. 1175-80.

24 Richard Olding Beard (1923.3.24). Minority Report of Committee on Trained Nursing. *JAMA*, 80, pp. 852-53.

25 *Transactions of the AHA, 1928*, pp. 288-289.

26 Effie J. Taylor (1933.4.15). Report on the Joint Session of the Council on Medical Education and Hospitals and the American Conference on Hospital Service. *JAMA*, 100, p. 1170.

27 同書

28 *Transactions of the AHA, 1928*, pp. 288-289.

29 *Proceedings of the NLNE, 1935*, p. 258.

30 同書 p. 261.

31 JAMA (1928.10.27). 報告書の内容は以下のMedical News欄に報告された。*JAMA*, 91, p. 1296.

32 *Transactions of the AHA, 1931*, p. 197.

第6章

1 Editorials (1904.6.4). *JAMA*, 42, p. 1499.

2 *Proceedings of the American Society of Superintendents of Training Schools, 1896*, p. 4.

3 同書

4 同書 pp. 4-6.

5 Lavinia L. Dock (1912). *A History of Nursing*, Vol. III. New York: G.P. Putnam's Sons, p. 117.

6 *Proceedings of the American Society of Superintendents of Training Schools*, 1897, p. 5.

7 同書

8 *Proceedings of the American Society of Superintendents of Training Schools*, 1895, pp. 45-46.

9 *Proceedings of the American Society of Superintendents of Training Schools*, 1897, p. 5.

10 George H. M. Rowe (1902). Observations on Hospital Organization. *Transactions of the Association of Hospital Superintendents*, 1902, p. 64.

11 同書

12 Lavinia L. Dock (1903). The Duty of This Society in Public Work. *Proceedings of the American Society of Superintendents of Training Schools*, 1903, p. 77.

13 同書 pp. 77-78.

14 同書 pp. 78-79.

15 看護師は、病院協会に協力する監督者についての争点と問題について、かなり分裂した。この分裂を指し示す考察については、*Proceedings of the American Society of Superintendents of Training Schools*, 1909, pp. 20-26, 93-94を参照のこと。（監督者たちを米国病院協会の会員として認めることを決定した記録については、*Transactions of the AHA*, 1913, p. 91を参照のこと。外科医をはじめとする病院職員の他の会員もまた、会員として認められた。）

16 Luella L. Goold (1910). Suggestions As To Possibilities of Student Government in Hospital Training Schools. *Proceedings of the American Society of Superintendents of Training Schools*, 1910, p. 135.（彼女のコメントは、病院システムのなかの成人女性［監督者］に等しく適用される学生の規律に向けられている）

17 同書 p. 130.

18 Thomas E. Satterthwaite (1910.1.15). Private Nurses and Nursing: With Recommendation for Their Betterment. *New York Medical Journal*, 91, p. 110.

19 同書 pp. 109-110.

20 *Proceedings of the American Society of Superintendents of Training Schools*, 1911, p. 19.

21 同書 p. 20.

22 *Proceedings of the American Society of Superintendents of Training Schools*, 1912, pp. 126-133.

23 同書 p. 133.

24 Isabel M. Stewart (1918). Notes on the Founding of Nursing Departments.（一九一八年の非公表のタイプされた手稿）pp. 4-5.

25 *Transactions of the AHA*, 1908, p. 207.

26 Ella Phillips Crandall (1916). Report of Committee on the Training of Nurses. *Transactions of the AHA*, 1916, p. 47.

27 *Committee on Training of Nurses of the Hospital Conference of the City of New York* (copy of resolution adopted February 13, 1912). Nursing Archives, Teachers College, New York , p. 1.

28 Ella Phillips Crandall (1916). Report of Committee on the Training of Nurses. *Transactions of the AHA*, 1916, p. 49.

29 Mary Jean Hurdley (1912). How Can Training Schools Best Co-Operate With Educational Institutions. *Proceedings of the American Society of Superintendents of Training Schools*, 1912, p. 26.

30 同書 p. 27.

31 John Stuart Mill and Harriet Taylor Mill (1869). *The Subjection of Women*. London:

32 Longmans, Green, Reader, and Dyer, pp. 8-9.（大内兵衛・大内節子訳（一九五七）．女性の解放．四二－四三頁，東京：岩波書店）
JAMA (1919.1.25). The Supply of Practical Nurses, JAMA., 72 pp. 276-277. また，この雑誌のなかのJAMA (1920.7.31). The Nursing Problem, 75, p. 324.（医師たちによる以下の定期刊行物は，一九二〇年代を通じて，立法と基準の引きあげに反対するプロパガンダを配布した。すなわち，*The Nurse*, Vol. I [1920.8], p. 1; and Vol. II [1921.9], pp. 5-6.）
33 Richard P. Borden (1929). Nursing Education from the Viewpoint of the Hospital Trustees. *Transactions of the AHA, 1929*, p. 277.
34 *Proceedings of the NLNE, 1936*, p. 267.
35 JAMA (1945.12.22). Minutes, Annual Session of House of Delegates of American Medical Association. *JAMA*, 129, p. 1191.

第7章

1 Rozella M. Schlotfeldt (1972.4). Nursing Is Health Care. *Nursing Outlook*, 20, p. 245.
2 American Nurses Association (1965). *A Position Paper*. New York: American Nurses Association.
3 John H. Knowles (1966). Medical School, Teaching Hospital, and Social Responsibility. *Teaching Hospitals*. John H. Knowles, ed. Cambridge: Harvard University Press, p. 126.
4 AMA Committee on Nursing (1970.9.14). Medicine and Nursing in the 1970's: A Position Statement. *JAMA*, 213, pp. 1881-1883.
5 Raymond S. Duff and August B. Hollinghead (1968). *Sickness and Society*. New York: Harper & Row, Publishers, p. 373.

## ■参考文献

この研究のための最も価値の高い一次資料と二次資料は、看護、医学、そして病院に関するコレクションからのアーカイヴ資料であった。この研究のために用いられたものは、「ニューヨーク州コロンビア大学ティーチャーズ・カレッジ」の「看護教育学部のアーカイヴ」と「ナッティング・コレクション」、「コネティカット州ニューヘブンのイエール大学看護学部の歴史的史料コレクション」の「アニー・W・グッドリッチ資料」、そして「ニューヨーク市ニューヨーク医学アカデミー図書館」である。

二〇世紀のヘルスケア・システムにおける発達に影響する政策と実践に関する最も重要な資料は公式文書のなかに発見される。具体的には、元々の二つの看護組織とその後継集団、そして医学と病院管理の組織の公式の研究と議事録である。米国看護師協会（American Nurses' Association）、全米看護連盟（National League of Nursing）、米国医師会（American Medical Association）、米国病院協会（American Hospital Association）の年一回の議事録集の調査は、看護、医学、そして病院の成長を導く広く行きわたっている態度と制度的な手続きについての優れた詳細な指標を提供した。

残念なことに、現在のほとんどのフェミニストの著作は、健康分野で働く医師以外の女性の問題を承認したり、論評したりすることはない。著書『去勢された女』のなかでジャーメイン・グリア（Germain Greer）は、看護師と病人をケアするうえでの彼女たちの困難について言及している唯一の現代フェミニスト作家である。

### 記録資料

American Hospital Association. *Transactions of Annual Conference*, 1908-1950.

American Medical Association. Various minutes, annual proceedings, and reports of committees.

*The Proceedings and Journal of the American Medical Association*, 1893-1950.

American Nurses' Association. *Annual Proceedings and Journal of the American Nurses' Association*, 1900-1950.

———. *A Position Paper*. New York: American Nurses' Association, 1967.

———. *Facts About Nursing*. A Statistical Report. New York: American Nurses' Association, 1967.

———. *Facts About Nursing: A Statistical Summary, 1970-71 Edition*. New York: American Nurses' Association, 1972.

American Society of Superintendents of Training Schools for Nurses. *Proceedings of Annual Conventions*, 1894-1912.

Association of Hospital Superintendents of the United States and Canada. *Transactions of Annual Conferences*, 1900-1907.

Board of Education. *Nursing Education in Minnesota*. A Report Authorized by the Board of Education of the State of Minnesota. Edited by Louise Muller. St. Paul, Minnesota: Department of Education, 1937.

Burgess, May Ayres. *Nurses, Patients, and Pocketbooks*. Report of a Study of the Economics of Nursing. New York: Committee on the Grading of Nursing Schools, 1928.

Committee on the Grading of Nursing Schools. *Nursing Schools Today and Tomorrow*. A Report of the Committee on the Grading of Nursing Schools. New York: By the Committee, 1934.

The Committee on the Costs of Medical Care. *Medical Care for the American People*. The Final Report of the Committee on the Costs of Medical Care. Chicago: The University of Chicago Press, 1932.

Connecticut Training School for Nurses. *Annual Reports*. 1873-1900.

Curran, Jean A., and Bunge, Helen L. *Better Nursing: A Study of Nursing Care and Education in Washington*. A Report of the University of Washington Advisory Committee on Nursing Service and Training Programs of the State of Washington. Seattle: University of Washington Press, 1951.

Ewing, Oscar R. *The Nation's Health: A Report to the President*. Washington, D. C.: U.S. Government Printing Office, 1948.

Horner, Harlan Hoyt. *Nursing Education and Practice in New York State With Suggested Remedial Measures*. Albany: The University of the State of New York Press, 1934.

Johns, Ethel, and Pfefferkorn, Blanche. *An Activity Analysis of Nursing*. A Report of the Committee on the Grading of Nursing Schools. New York, 1934.

National League of Nursing Education. *Proceedings of Annual Conventions*. 1912-1950.

———. *Standard Curriculum for Schools of Nursing*. A Report Prepared by the Committee on Education. Baltimore: Waverly Press, 1917.

———. *A Curriculum Guide for Schools of Nursing*. New York: National League of Nursing Education, 1937.

Nutting, Mary Adelaide. *Educational Status of Nursing*. U. S. Bureau of Education, Bulletin 7, No. 475. Washington, D. C.: U. S. Government Printing Office, 1912.

Park, Clyde W. *The Cooperative System of Education*. U. S. Bureau of Education, Bulletin No. 2. Washington, D. C.: U. S. Government Printing Office, 1916.

President's Commission on the Health Needs of the Nation. *Building America's Health: A Report to the President*. Vol. I. Washington, D. C.: U.S. Government Printing Office, 1953.

President's Commission on the Health Needs of the Nation. *Building America's Health: America's Health Status, Needs and Resources*. Vol. 2. A Report to the President. Washington, D. C.:

U. S. Government Printing Office, 1953.
President's Commission on the Health Needs of the Nation. *Building America's Health: Financing A Health Program for America*. Vol. 4. A Report to the President. Washington, D. C.: U. S. Government Printing Office, 1953.
Rorem, C. Rufus. *Capital Investment in Hospitals*. Publication No. 7. Washington, D. C.: The Committee on the Costs of Medical Care, 1930.
Stewart, Isabel M. *Developments in Nursing Education Since 1918*. Department of the Interior, Bureau of Education. Bulletin No. 20. Washington, D. C.: U.S. Government Printing Office, 1921.

## モノグラフと一般書

Abdellah, Faye G., and Levine, Eugene (1965). *Better Patient Care Through Nursing Research*. New York: The Macmillan Company.
Aikens, Charlotte A. (ed.) (1911). *Hospital Management*. Philadelphia: W. B. Saunders Company.
Batey, Marjorie V. (ed.) (1970). *Communicating Nursing Research: Methodological Issues*. Boulder, Colorado: Western Interstate Commission for Higher Education.
Bowditch, N. I. (1953). *A History of the Massachusetts General Hospital*. Boston. John Wilson & Sons, 1851.
Bridgman, Margaret (1953). *Collegiate Education for Nursing*. New York: Russell Sage Foundation.
Brown, Esther Lucile (1948). *Nursing for the Future*. New York: Russell Sage Foundation.
Burling, Temple; Lentz, Edith M.; and Wilson, Robert N. (1956). *The Give and Take In Hospitals: A*

*Study of Human Organization In Hospitals*. New York: G. P. Putnam's Sons.

Committee on the Study of Nursing Education (1923). *Nursing and Nursing Education in the United States*. New York: The Macmillan Company.

Committee on the Function of Nursing (1948). *A Program for the Nursing Profession*. New York: The Macmillan Company.

Batey, Marjorie V (ed.) (1970). *Communicating Nursing Research*. (Research Conference held at Salt Lake City, Utah, April 29-May 1, 1970. Supported by Research Grant NU002890-03, Division of Nursing, National Institutes of Health.) Boulder, Colorado: Western Interstate Commission for Higher Education.

Cook, Sir Edward. *The Life of Florence Nightingale*. New York: The Macmillan Company, 1942.

Cray, Ed (1970). *In Failing Health: The Medical Crisis and the A. M. A.* New York: The Bobbs-Merrill Company, Inc.

Cremin, Lawrence A. (1961). *The Transformation of the School*. New York: Alfred A. Knopf, Inc.

Curti, Merle (1966). *The Social Ideas of American Educators*. Paperback ed. revised. Totowa, New Jersey: Littlefield, Adams &Company. (First published in 1934; New York: Charles Scribner's Sons.)

Davis, Fred (ed.) (1966). *The Nursing Profession: Five Sociological Essays*. New York: John Wiley and Sons, Inc.

Dewey, John (1916). *Democracy and Education*. New York: The Macmillan Company.

Douglas, Paul H. (1921). *American Apprenticeship and Industrial Education*. New York: Privately published.

Duff, Raymond S., and Hollingshead, August B. (1968). *Sickness and Society*. New York: Harper & Row, Publishers.

Ehrenreich, Barbara, and Ehrenreich, John (1971). *The American Health Empire: Power, Profits, and Politics*. New York: Vintage Books.

Epstein, Cynthia Fuchs, and Goode, William J. (1971). *The Other Half: Roads To Women's Equality*. Englewood Cliffs, New Jersey: Prentice-Hall, Inc.

Freidson, Eliot (ed.) (1963). *The Hospital In Modern Society*. New York: The Free Press of Glencoe.

Galbraith, John Kenneth (1968). *The New Industrial State*. Paperback ed. New York: The New American Library, Inc.

Gelinas, Agnes (1946). *Nursing and Nursing Education*. New York: The Commonwealth Fund.

Georgopoulos, Basil S., and Mann, Floyd C. (1962). *The Community General Hospital*. New York: The Macmillan Company.

Greer, Germaine. *The Female Eunuch*. New York: Bantam Books, Inc. (First published in 1971; New York: McGraw-Hill Book Company.)

Hoyt, Edwin P. (1970). *Your Health Insurance: A Story of Failure*. New York: The John Day Company.

Janeway, Elizabeth (1971). *Man's World, Woman's Place: A Study In Social Mythology*. New York: William Morrow and Company, Inc.

King, Imogene M. (1971). *Toward a Theory for Nursing*. New York: John Wiley and Sons, Inc.

Knowles, John H. (ed.). *The Teaching Hospital*. Cambridge, Massachusetts: Harvard University Press, 1966.

Lambertsen, Eleanor C. (1958). *Education for Nursing Leadership*. Philadelphia: J.B. Lippincott Company.

Lapp, John A., and Ketcham, Dorothy (1926). *Hospital Law*. Milwaukee, Wisconsin: The Bruce Publishing Company.

Lesnik, Milton J., and Anderson, Bernice E. (1962). *Nursing Practice and the Law*. 2nd ed. revised. Philadelphia: J. B. Lippincott Company. (First published in 1947 under the title *Legal Aspects of Nursing*. Philadelphia: J.B. Lippincott Company.)

MacDonald, Gwendoline (1965). *Development of Standards and Accreditation In Collegiate Nursing Education*. New York: Teachers College Press.

Mill, John Stuart, and Mill, Harriet Taylor (1970). *Essays on Sex Equality*. Edited by Alice S. Rossi. Chicago: The University of Chicago Press.

Montag, Mildred L. (1971). *The Education of Nursing Technicians*. Paperback ed. New York: John Wiley and Sons, Inc. (First published in 1951; New York: G. P. Putnam's Sons.)

Morgan, Robin (ed.) (1970). *Sisterhood Is Powerful: An Anthology of Writing From the Women's Liberation Movement*. New York: Vintage Books.

Norris, Catherine M. (ed.) (1970). *Proceedings of The Second Nursing Theory Conference*. Topeka, Kansas: Robert R. Sanders.

——— (1970). *Proceedings of The Third Nursing Theory Conference*. Topeka, Kansas: Robert R. Sanders.

Nutting, Mary Adelaide (1926). *A Sound Economic Basis for Schools of Nursing*. New York: G. P. Putnam's Sons.

Packard, Francis R. (1938). *Some Account of the Pennsylvania Hospital*. Philadelphia: Engle Press.

Park, Clyde W. (1925). *The Co-Operative System of Education*. A Reprint of Bulletin No. 37. Series of 1916 With Additions. U. S. Bureau of Education. Cincinnati, Ohio: University of Cincinnati.

Pirenne, Henri (1937). *Economic and Social History of Medieval Europe*. New York: Harcourt, Brace, Inc.

Roberts, Mary M. (1955). *American Nursing: History and Interpretation*. New York: The Macmillan Company, 1955. (First printed in 1954; New York: The Macmillan Company.)
Scrimshaw, Stewart (1932). *Apprenticeship*. New York: McGraw-Hill Book Company, Inc.
Shryock, Richard Harrison (1936). *The Development of Modern Medicine*. Philadelphia: University of Pennsylvania Press.
Stewart, Isabel M., and Austin, Anne L. (1962). *A History of Nursing*. 5th ed. revised. New York: G. P. Putnam's Sons.
Taylor, Carol (1970). *In Horizontal Orbit: Hospitals and the Cult of Efficiency*. New York: Holt, Rinehart and Winston.
Woody, Thomas (1929). *A History of Women's Education in the United States*. Vol. II. New York: The Science Press.

## パンフレットと新聞

Ballard School. *Practical Nurse Training*. New York: Young Women's Christian Association, 1940-1941.
Beates, Henry. *The Status of Nurses: A Sociologic Problem*. Philadelphia: Physicians' National Board of Regents. 1909.
*Bulletin of The Chautauqua School of Nursing*, Jamestown, New York, 1933.
California State Department of Public Health, Bureau of Registration of Nurses. *Requirements and Course of Instruction for Accredited Schools of Nursing*. Sacramento: California State Printing Office, 1931.

California State Board of Health, Bureau of Registration of Nurses. *Requirements and Course of Instruction for Accredited Schools of Nursing*. Sacramento: California State Printing Office, 1923.

Chicago School of Nursing. *Amazing Opportunities In Nursing for the Ambitious Woman*. Chicago: Chicago School of Nursing, 1926.

————. *Splendid Opportunities*. Chicago: Chicago School of Nursing, 1932, 1942.

Committee of Examiners of Registered Nurses. *Course of Study Recommended for the Training School for Nurses in Wisconsin*. Wisconsin: State Board of Health, 1913.

Connecticut State Board of Examination and Registration of Nurses. *Survey of Training Schools for Nurses*. Connecticut: Issued by State Board of Examination and Registration of Nurses, 1916.

Dorland, William Alexander Newman. *The Sphere of the Trained Nurse*. Philadelphia: Philadelphia School of Nursing, 1908.

————. *The Autocracy of the Trained Nurse*. Philadelphia: Physicians' National Board of Regents, 1909.

*The Statutes of Ohio Regulating the Practice of Nursing and the Minimum Requirements for Recognized Training Schools*. Columbus, Ohio: The F. J. Heer Printing Company, 1915.

# 訳者あとがき

本書はJo Ann Ashley（1976）. Hospital, paternalism and the role of nurse. New York: Teachers College Press, Columbia University の全訳です。著者ジョアン・アシュレイは、一九三九年にアメリカ合衆国のケンタッキー州で生まれ（ということは、ぼくより九歳年上のお姉さんということになります）、一九六一年にケンタッキー・バプテスト病院付属看護学校で看護師免許を取得しました。その後、ケンタッキー州ルイスヴィルのキャサリン・スポールディング・カレッジを一九六三年に卒業して学士号を取得。一九七二年にニューヨーク市にある名門コロンビア大学ティーチャーズカレッジで博士号を取得しました。このティーチャーズカレッジというのは、当時、すべての看護学者が通る道と言われていた大学院です。

一九七六年に、博士論文をもとに大幅に表現を書き直した本書『病院・パターナリズム・看護師の役割 Hospitals, Paternalism, and the Role of the Nurse』をコロンビア大学ティーチャーズカレッジ出版会から上梓しました。本書は、一九七〇年代の女性たちの運動が絶頂期を迎えたときに出版され、医師たちや病院管理者たちによる看護師たちに対する性差別と搾取をきびしく非難したことから、論争を巻き起こしました。

その後、アシュレイは、四一歳という若さで亡くなる直前まで、多くの講演をこなすとともに、さまざまなトピックスについての原稿を書き、特にヘルスケアの分野における看護師たちの役割、看護における権力、そして看護の歴史的観点に興味を持っていました。また三〇〇編近くの詩を創作した詩人でもあり、それらは社会思想や社会における女性たちの役割に関する考えかたに対する彼女の関心を反映しています。

悲劇的なことに、一九八〇年、彼女は乳がんのために死を迎え、並はずれて生産的なキャリアは閉ざされました。

このようにジョアン・アシュレイのことを紹介しても、日本ではほとんど知っている人は少ないと思います。

そこで、ネットで調べてみると、最初にあがってくるのは、ペンシルベニア大学看護学部のバーバラ・ベイツ看護歴史研究センターのアーカイブ（文書館）です。ペンシルベニア大学の出身ではないのにもかかわらず、彼女の著書や研究資料がこのアーカイブに収められているのは、看護の学者や歴史研究者などがアシュレイの著作物にアクセスしやすいようにと、彼女の母親であるジュエル・アシュレイと妹のイーディス・アシュレイ・シンバックがアシュレイ関連資料を寄贈したからです。

フェミニズムについて熱く語る彼女の講演やその原稿は、主として本書『ジョアン・アシュレイのフェミニスト看護論：病院・パターナリズム・看護師の役割』の出版以降の活動をもとにしたものです。ここに所蔵された資料をもとにして、ボストンのマサチューセッツ総合病院保健専門職研究所のカレン・アン・ウルフが編纂したのが日野原重明監訳・山本千紗子訳『看護の力　女性の力：ジョアン・アシュレイ論文・講演選集』（一九九七／二〇〇二、日本看護協会出版会）です。この本は残念ながら在庫なし／増刷り予定なしです。

さて、ネット検索で二番目にあるのは「Jo Ann Ashley 30 Years Later: Legacy for Practice」というコラムが引っかかってきます。「三十年後のジョアン・アシュレイ：実践に対するレガシー」とでも訳せばよいのでしょうか。二〇〇六年に書かれたもので、著者はポーラ・N・ケイガン。当時はシカゴのデポール大学看護学部助教です。

このコラムは、彼女の多くの学術的著作の分析と彼女を知っている人々へのインタビューを通して、看護の理論と現在の慣行に対するアシュレイの関連性を調べています。

「看護学者、看護教育者、そして看護活動家であるジョアン・アシュレイは、一九八〇年に、四一歳であまりにも早すぎる死を迎え、彼女の声《ヴォイス》は、あっという間に沈黙させられてしまいました。その後は、こんにちのように、看護師が自分の職業的な実践と神の導きに対する支配と権力を保持しているという彼女のメッセージは、大部分、無視されてきたのです。アシュレイの思想は、米国や他の西欧諸国に存在する現状の分析と従来の知識、ヘルスケアの実践と提供に本来備わっている体系的な問題と一致しています。アシュレイは、自分の博士論文から発展させ、三〇年前に出版された彼女の極めて重要な本である本書のなかで、現代の医学、看護、そして病院ケアの歴史的基盤に光をあてました。彼女の革新的な研究は、基本的に国民に奉仕するために存在していないヘルスケアの提供プロセスのなかに響き続けるジェンダーと階級に対する偏見の広く普及しているネットワークを暴露しました」

このように続いていく、ケイガンのエッセイは、ぼくのはじめのアイデアとしては、本書のあとがきとして掲載したいと思ったのですが、残念ながらかないませんでした。しかし、単独の論文として雑誌に掲載するのならOKということで、「オン・ナーシング」誌に、二回にわたって掲載されました。その全文は看護の科学新社「オン・ナーシング」第12号・第13号で読むことができます。

さて、ぼくはどこで本書のことを知ったのでしょう?

二〇〇六年にアメリカで出版されたAndrist, Nicholas, & Wolfの『看護のアイデアの歴史』の第一章「フェミニズムと看護の関係の歴史」で、確かにジョアン・アシュレイに言及しています。この章の最後で、この章の骨子となるフェミニズムと看護に関する包括的な知識を提供したジョアン・I・ロバーツとセティス・M・グループが一九九五年に出版した『フェミニズムと看護:看護という職業におけるパワー・地位・政治活動についての政治的パースペクティブ』に謝辞を述べているので、ここでかもしれません。さらに、フェミニストの看護学者であるアファフ・イブラヒム・メレイスの『セオレティカル・ナーシング:看護理論の開発と進歩』(原著第六版)のすべての章を熱心に訳したのですが、そのなかでもジョアン・アシュレイのことがでてくるので、なにがなんでもアシュレイの最初の本を訳したいと思ったのでしょう。

訳し終えてから少し時間が経ち、ケイガンの「三十年後のジョアン・アシュレイ」も訳して、ますますアシュレイのことを日本の看護師のみなさんに知ってもらいたいと思いました。

その理由は、自分たちの置かれている環境をフェミニストの目で見直していただきたいからです。

最後にフェミニストとマスキュリストについて書きたいと思います。

フェミニズムというと、ぼくにとってはボーヴォワールです。シモーヌ・ド・ボーヴォワール（一九〇六－一九八六）は、一九四九年に日本では『第二の性』と訳されている『Le Deuxiéme Sexe』を出版しました。日本でも一九五三年から一九五五年にかけて、翻訳出版されましたが、少し歪《いびつ》な翻訳であったようで、女性たちによる決定版と称する本が出版されたのは一九九七年。その出版元である新潮社から文庫版が出て、いまは河出書房新社から文庫本三冊で安定供給されているようです。

ボーヴォワールの『第二の性』は世界中のフェミニスト魂を持った女性たちから熱烈な支持を得ました。〈人間〉という普遍的な概念を表すのに、〈man〉や〈mankind〉というように〈男〉という概念を用いてきました。〈ヒューマン human〉という言葉にも、なかに男が含まれています。だから、〈パーソン person〉を使うことになりました。このような現象は、男という言葉が象徴しようとする人間の普遍的な姿から、女はそれよりも劣った性（もしかすると、ボーヴォワールの現代に込めた概念は、『二流の性』であったのかもしれません）として取り扱われ、そういう女と対比することで男という性のアイデンティティを確立してきたのでしょう。このように女が男に支配され、人間という概念から排除されている現象を〈他者性 l'altérité〉と名づけました。女性たちを男性ではないと疎外すること、つまり自分たちとは違うのだと認識することは、差別と言い換えてもよいでしょう。すなわち、ボーヴォワールは、女性差別について語ることによって、実はすべての差別に通じる〈他者性を認めること〉に気づかせてくれたということになります。

……よかれあしかれ、個人も集団も自分たちの関係の相互性を認めざるをえなくなる。ではいったいどうして男女のあいだにはこうした相互性が成りたたなかったのか。一方の項だけが自分を本質的なものとして主張し、相手に対するいっさいの相対性を否定し、相手を純粋な他者性として定義することになったのか。なぜ女たちは男の支配に対して抗議しないのか。どんな主体もいきなり自発的に自分を非本質的なものと定めたりはしない。〈他者 l'autre〉が、自分で自分を〈他者〉と定義し、相手を〈一者 l'un〉と定義するのではない。〈一者〉が、自分を〈一者〉として定めるときに、〈他者〉を〈他者〉として定めるのだ。しかし、こうして定められた〈他者〉から〈一者〉への反転が行われないためには、〈他者〉が自分のではない他人の観点に服従しているのでなければばならない。どうして女はこうした服従にあまんじているのだろうか。
（『第二の性』を原文で読み直す会訳『決定版・第二の性：Ⅰ事実と神話』、
二〇二三年、二〇‐二一頁、河出文庫）

ボーヴォワール以前からフェミニストがいなかったわけではありません。日本でも同じです。看護師でフェミニストであった女性たちも同じです。ぼくがいま読んでいるアメリカのフェミニズムと看護の観点から見れば、リリアン・ウォルドやラヴィニア・ドックという先達がいます。しかし、彼女たちは行動としてフェミニストであったのであって、哲学的背景をもってその行動を裏づけてはいませんでした。そこで、ボーヴォワールの哲学をもってフェミニストとマスキュリストを定義してみたいと思います。

フェミニストは「女性解放論者」、または「女性優位論者」ととられることが多いようです。女性たちが置かれていた男性支配の世界を考慮すれば、運動として「女性優位」を主張したり行動したりするのは仕方がなかったと思います。しかし、目指すところは女性も男性も優位でない、男女平等な世界です。最近の辞書でも、フェミニストの語釈として「男女平等論者」があがってきます。その意味でフェミニストの対義語であるマスキュリストも、辞書にある「男性優位論者」ではなく「男女平等論者」ということになります。

〔そして、本書のはじめには「ウィルマ・スコット・ハイドによるまえがき」がありますが、ウィルマ・スコット・ハイドWilma Scott Heide（1921-1985）とは誰なのでしょうか？ Wikipediaによると、「アメリカの看護師、著作家、社会活動家。看護師になってペンシルベニア州トーランスの精神病院に入職し、そこでスタッフと患者への執拗な虐待を是正する改革を行った。その後、ピッツバーグ大学で学士号と修士号を取得した。一九六七年に全米女性機構（NOW）に参加し、ピッツバーグ支部の創設メンバーに加わった。ピッツバーグ・プレス社が求人広告で男性と女性を別々に掲載することについて訴訟を起こし、勝訴した。この訴訟中における運動をきっかけに、男女平等憲法修正条項案に関する公聴会の再開につながったとされている。ハイドは一九七一年から一九七四年までNOWの第三代会長を務めた」とのことです。すごい経歴の持ち主！　別の本の翻訳をしていてハイドが出てきたので調べてみると、このハイドはアシュレイの本でまえがきを書いているあのハイドだと気づかされました〕

本書の刊行にあたっては看護の科学新社の社長兼編集者である濱崎浩一さんとの友情の賜

物です。ありがとう。

アメリカでのフェミニスト運動をブレイクさせた
ベティ・フリーダンの『女らしさの神話』の完訳がなった年に
中木 高夫

（私事になりますが、今年、二〇二四年は結婚して五〇年の金婚式にあたります。長年にわたってぼくと併走してくれた妻 直子に感謝をこめ、表紙の一部に彼女の絵をデザインさせていただきました。）

**訳者紹介**

中木高夫
1948（昭和23）年京都市生まれ。京都市立南浜小学校、ヴィアトール学園洛星中学校・洛星高等学校、京都府立医科大学卒。滋賀医科大学講師、名古屋大学教授、日本赤十字看護大学教授、天理医療大学教授を歴任。滋賀医科大学医学部附属病院の創設に若くして加わり、POS、病院情報システムの構築などに参加。その経験をもとに、POSで看護を行う方法や看護診断について病院を中心に全国的に講演活動を行ってきた。

**ジョアン・アシュレイのフェミニスト看護論《かんごろん》**
**病院《びょういん》・パターナリズム・看護師《かんごし》の役割《やくわり》**

2025年3月20日　初版第1刷 ©

著　者：ジョアン・アシュレイ
訳　者：中木高夫

発行者：濱崎浩一
発行所：株式会社看護の科学新社
https://kangonokagaku.co.jp
〒161-0034　東京都新宿区上落合2-17-4
Tel 03-6908-9005

校　正：日本ハイコム株式会社校正室
表紙・帯デザイン：本間公俊
帯イラスト・中木直子
印刷・製本：日本ハイコム株式会社

ISBN978-4-910759-36-4 C3047